仲宗根恵
Megumi Nakasone

現場で使える

# 新人登録販売者
# 便利帖

第**2**版

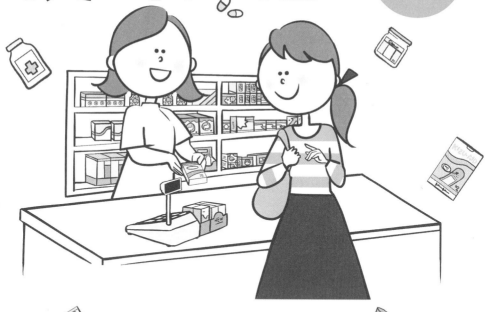

SE
SHOEISHA

# はじめに

　2009年に誕生した登録販売者資格も、昨年で丸10年となりました。当初は資格の認知度も十分ではありませんでしたが、最近は登録販売者の存在や役割などについて少しずつ周知されてきたと思います。

　近年よく聞かれる「セルフメディケーション」という言葉は、一般用医薬品（市販薬／OTC医薬品）やサプリメントを上手に使い、国民の一人一人が自身の食事や運動などの生活習慣を見直しながら、健康管理に積極的に関わることをいいます。

　要指導医薬品と第1類医薬品を除く一般用医薬品を取り扱う登録販売者は、セルフメディケーションの最前線に立つ専門家でもあります。というのも、市販薬やサプリメントの誤った使用によって健康を害するケースや、受診の機会を遅らせてしまうケースなどもあるからです。市販薬の販売時には、専門家のサポートが不可欠です。

　一方で、登録販売者が働くドラッグストアでは、医薬品やサプリメントの他にも食品、日用品、衛生用品など幅広い商品を取り扱うため、それらの知識も求められます。日常生活によくある健康相談や、時には介護や育児などの精神的ストレスに関する相談を受けることもあり、地域の健康カウンセラー的な役割を担うベテラン資格者もいたりします。

　私は、1989年に薬種商試験（登録販売者の前身の資格）に合格し、約20年間、大手ドラッグストアや町の小さな薬店などさまざまな現場で医薬品販売に携わってきました（2009年に登録販売者へ移行）。実家が薬店を営んでいたため、子ども時代から市販薬が身近にあり、店頭で健康相談に応える両親の姿を見て育ちました。この道に進んだのは、自然な流れだったように思います。

　登録販売者制度がスタートした当時、私も現場で働いていましたが、改正薬事法によって職場や業界が変わっていく様子や、新人登録販売者が苦悩する様子を目の当たりにし、「合格後の資格者をサポートしたい」と強く思うようになりました。2012年に講師として独立し、2018年に一般社団法人 くすりと漢方のスペシャリスト協会を設立。現在も全国の登録販売者に向けて講座やスクールを開催しています。

　制度ができて10年たったものの、合格後のスキルアップについては、依然として個々の登録販売者に任されているのが実情です。講師の活動を行う中で、「お客様からの質問に答えられない」「症状が理解できなくて、どうしたらいいかわからない」と悩む大勢の

新人さんに出会いました。メルマガやブログの読者、講座受講者から連日届く質問メールも切実な内容で、接客時の緊張した様子が伝わってきます。

　そして、多くの新人さんと接するうちに、「接客が苦手」という人に共通点があることに気づきました。それは、健康相談を受けたり薬を販売するにあたって必要な知識が、適切な順序で身についていないということです。お客様の多くは「症状」を訴えてきますから、商品知識の他に、人体の仕組みや病気のメカニズムに関する知識が重要です。こうした知識は習得までに時間がかかりますが、学習を進めるうちに、想定外の質問や返答にも落ち着いて対応できるようになります。

　せっかく資格を取得しても、接客がうまくできずに悩んでいる新人さんたちが、自信を持って仕事ができるサポートをしたい。そんな思いから、2016年に本書の初版となる『現場で使える 新人登録販売者便利帖』（翔泳社）を出版しました。私自身の現場経験や現役資格者の方から寄せられる質問などをもとに、実務に直結する勉強法や仕事のコツなどを紹介した本は、刊行後、とても大きな反響をいただきました。

　この第2版では、時間の経過で古くなった情報を更新するとともに、初版の読者からいただいた感想なども参考に、より実践的な内容に改訂しています。とくに、**実務経験がなく、資格取得後に初めてドラッグストア等で働く**」「**1人で店頭に立つ場面が多く、身近に質問できる先輩がいない**」といった新人さんを想定して書きました。また、**研修中の後輩の指導を任された登録販売者**にも、本書がお役に立てるのではないかと思います。

　なお、本書のシリーズで『新人登録販売者便利帖 症状から選ぶOTC医薬品』（2017年）、『新人登録販売者便利帖 成分と特徴で選ぶOTC医薬品』（2019年）という本も出ています。こちらでは、適切な商品を選んで提案するために、お客様が訴える症状や、医薬品の成分や特徴を理解する上で必要な知識をまとめています。たとえば、現場の仕事の流れ、接客や学習の心得についてわかってきたら、この2冊も活用して知識を深めていってください。

　本書が、新人登録販売者やその指導・サポートをされる方々のお役に立てば幸いです。


　2020年9月　　　　　　　　　　　　　　　　　　　　　　　　　　　　仲宗根 恵

# 新人登録販売者、
# こんなことに困っています。

　筆者の講座やSNS等には、現場の新人登録販売者の生の声が多数寄せられます。その中には、多くの新人さんに共通するお悩みがありました。

**その1** 　**お客様が話している「症状」がよくわかりません！**

お客様がどんなお悩みで薬を買いたいのかがわからず、おすすめする商品を選べません。お薬のことは試験の時に勉強したつもりなのですが……。お客様から何を聴き取れば症状の原因を推測できるのかがわかりません。

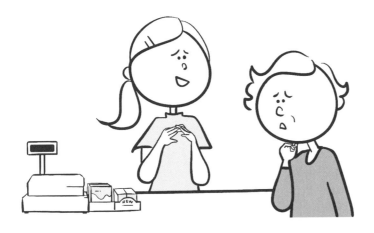

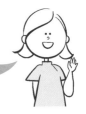

試験で学んだ知識だけでは、十分な接客ができません。接客の基本的なフローを押さえて、経験を積み重ねながら、地道にスキルアップしていきましょう。

⇒P30「試験勉強の知識だけじゃ足りない？」
P46〜66「症状確認のフロー」

## その2　自分の見立てが正しかったのか不安になります……

商品をおすすめした後で、「あの商品で大丈夫だったかな?」と不安になることが多いです。自分の見立てが合っているか上司に聞きたいのですが、忙しそうで質問しにくいです。薬剤師不在の店舗で、先輩資格者ともあまりシフトが重ならないので、なかなか聞ける人がいません。

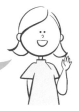

先輩や上司にすぐに相談できない環境は、新人にとって不安ですよね。接客経験は貴重な財産です。後でまとめて質問したり、振り返って勉強できるように、メモを取ったり、ノートにまとめたりする習慣をつけましょう。

⇒P122「接客を終えたらメモを取る習慣を」

## その3　薬の飲み合わせに関する相談が苦手です……

病院の薬を服用しているお客様から、市販薬との飲み合わせについて聞かれるのが苦手。添付文書の禁忌に記載があれば「飲まないでください」と言えますが、そうでない場合は薬剤師さんに頼ってしまいます。そもそも、登録販売者はどこまで対応すべきなのでしょうか?

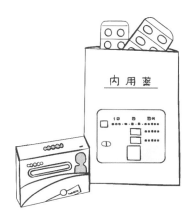

内用薬

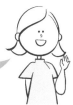

勤め先に、持病のある方への対応の規定やマニュアルがないか確認しましょう。また、病態の知識が身についてくると、判断に自信が持てるようになるでしょう。

⇒P88「持病のある人にはどう対応する?」

**その4** 受診勧奨のラインが
わかりません……

「忙しくて病院に行けないから市販薬を」と
いうお客様や、「○○○を飲んで効かなかっ
たから、他の薬を」というお客様からの相談
が怖いです。市販薬で対応可能かどうかの判
断に自信がないので、すぐ受診勧奨をしてし
まいます。「受診勧奨」と「市販薬での対応
可能」の境目がわかるようになりたいです。

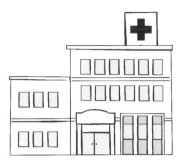

「不安なまま商品をすすめるのが怖くて受診勧奨」という
新人さんは多いです。咳や鼻炎などのカテゴリごとに、病
態や受診勧奨の目安に関する知識を身につけましょう。

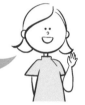

⇒P44「トリアージと受診勧奨はどうするか？」
P47〜67「受診勧奨の目安」

**その5** 自分の勉強方法でスキルアップできているのか心配です……

接客していて毎日、知識不足を実感します。勤務する会社では、たまにPB商品の
勉強会がある程度で、スキルアップをサポートするような仕組みはありません。自
分で本を買って独学していますが、この勉強法が正しいのかどうか気になります。

覚えた知識がすぐに接客で使えるような学習
の順番を考えてみましょう。知識はインプッ
トとアウトプットの繰り返しで定着します。

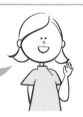

⇒P106「覚えるべき知識の優先順位」　P108「商品知識を覚えるコツ」
P112「症状から商品を選べるようになるには？」

「○○の症状のお客様が来たらこれをすすめて」と推売品やプライベート（PB）商品を売るように指導されますが、それが本当にお客様のニーズに合っているのか疑問に思う時もあります。メジャーな商品を希望するお客様に、推売品やPB商品をすすめるのって難しいですよね。

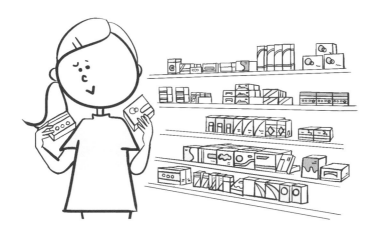

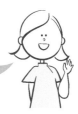

購入を決めるのはお客様です。PB商品もその他の商品も同じように説明して、お客様に選んでいただけば問題ないでしょう。PB商品をアピールするには、類似商品も含めた知識が必要になるので、商品知識や接客スキルをみがくことにもつながりますよ。

⇒P72「PB商品はどうすすめたらいい？」

# 目　次

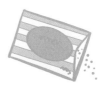

## 第1章　登録販売者になったらまずやること

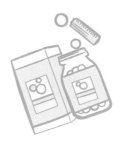

Column

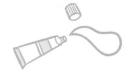

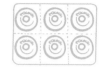

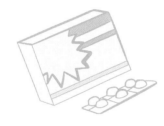

## 第3章　実務に直結する勉強法

**Column**

本書では、実務経験が少ない新人登録販売者の方が、医薬品等に関する勉強方法、接客をはじめとする店舗での実務を具体的にイメージできるように、事例を多数紹介しています。ただし、これらはあくまで一例であり、症状に対する医薬品の効能・効果、接客場面で提案する商品などは、個々の状況によって異なります。本書で紹介した事例が、すべてのケースに当てはまるわけではないことにご注意の上、勉強法や商品選択の思考過程の参考としてお読みください。

※次の基準で「薬」「成分」「剤」の表記を使い分けています。

　薬　：主に複数の成分が配合されたもの

　成分：「薬」を構成するために配合されているもの

　剤　：「成分」の一種ではあるものの「○○剤」という呼称のほうがなじみのあるもの

装丁　　　　　大岡 喜直（next door design）
本文デザイン　相京 厚史（next door design）
イラスト　　　鹿野 理恵子
DTP　　　　　マーリンクレイン

第 1 章

# 登録販売者になったら
# まずやること

多くの新人登録販売者が
直面する「実務の壁」。
まずは、お店の
「取扱商品」「客層」「仕事の流れ」
から把握しましょう。

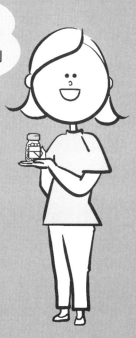

# ① 登録販売者の役割とは？

登録販売者は一般用医薬品を販売する専門職。その主な役割と仕事の範囲（できること、できないこと）について、あらためて確認しておきましょう。

## 💊 一般用医薬品（市販薬）のプロフェッショナル

　登録販売者の役割は、**一般用医薬品（第2類医薬品・第3類医薬品）の販売・運営管理**を行うことです。食品や日用品とは異なり、医薬品は薬剤師や登録販売者がその店舗に勤務していなければ販売することができません。また、医薬品販売にあたっては、医薬品、医療機器等の品質、有効性及び安全性の確保等に関する法律（旧薬事法：以下、薬機法）によってさまざまなルールが定められています。

　登録販売者はドラッグストアなどの店舗販売業では「管理者」になることができます。医薬品の安全な提供ができない事由が発生した場合には、管理者は店舗販売業者（企業側）に対して、その改善の要求をすることもあります。また、医薬品による副作用が発生した際には、その旨を国へ報告する義務もありますから、登録販売者には店舗管理やお客様の安全を守る責任があるということです。そうした意味では、企業に雇用される立場であっても、一定の責任を負っており、一般的な従業員とは立ち位置が少し異なるといえるでしょう。

　**医薬品の安全性を確保し、一般の消費者が正しく医薬品を使用できるようサポート**することも、登録販売者の重要な役割です。具体的には、お客様に薬を販売するだけでなく、薬や健康に関する情報提供、商品や売り場の管理、ときには販売後のフォローをすることもあります。

　また、症状が重いケースや、市販薬では対応できないケースもあります。**お客様の状態を見極めて医療機関の受診を促す**、いわゆるトリアージや受診勧奨を行うのも登録販売者の大きな役割といえます。

　登録販売者が取り扱う第2類医薬品・第3類医薬品における「情報提供」は、「義務」ではなく「努力義務」ですが、お客様から説明を求められた時には応えなければなりません。そのためには、実はかなり多くの知識が必要です。

## ♡ 登録販売者が販売できる医薬品とは?

| 医薬品の分類 | | 販売できる専門家 |
|---|---|---|
| 要指導医薬品（医療用医薬品から一般用医薬品に移行したばかりの市販薬。いわゆる「スイッチOTC」や「ダイレクトOTC」） | | 薬剤師 |
| 一般用医薬品<br>（OTC医薬品） | 第1類医薬品 | |
| | 第2類医薬品（指定第2類医薬品） | 薬剤師<br>登録販売者 |
| | 第3類医薬品 | |

## ♡ 一般用医薬品の区分

| 第1類医薬品<br>（とくにリスクが高い） | 適正に使用するために必要な情報提供を、**薬剤師**が書面を用いて行う**義務**がある |
|---|---|
| 指定第2類医薬品／<br>第2類医薬品<br>（リスクが比較的高い） | 適正に使用するために必要な情報提供を、**薬剤師**または**登録販売者**が行う**努力義務**がある |
| 第3類医薬品<br>（リスクが比較的低い） | 情報提供の義務はなく、第1類や第2類と比較すると、副作用などのリスクが低い医薬品 |

## Column　　医薬品登録販売者

　2019年10月に日本チェーンドラッグストア協会（JACDS）が、「登録販売者」の代わりに「医薬品登録販売者」という名称を用いることを明らかにしてから、店舗で身に着ける名札に「医薬品登録販売者」と明記する企業も増えているようです。

　法的な正式名称は「登録販売者」ですが、「医薬品登録販売者」のほうが医薬品の専門家であることがお客様にもわかりやすくてメリットがありますね。資格者の意識の向上にもつながるのではないでしょうか。

　厚生労働省もこの名称の使用で差し支えないとしているので、履歴書の資格欄に「医薬品登録販売者」と記載することも問題ないでしょう。「登録販売者という名称では医薬品販売の資格であることが伝わりにくい」という声をよく聞きますが、これを機に少しでも認知度が上がることを願っています。

## ② 登録販売者が活躍する現場とは？

登録販売者の職場はドラッグストアというイメージが強いですが、スーパーやコンビニ、家電量販店など勤務する現場が多様化しています。

### ドラッグストアだけじゃない、登録販売者の職場

　かつては、市販薬を販売するのはドラッグストアや街の薬屋さんでしたが、登録販売者制度が誕生してからは、さまざまな業種が医薬品販売に参入し、皆さんもご存じの通り、**スーパーや家電量販店、ホームセンター、コンビニ**などでもお薬の売り場が設けられるようになりました。

　また、医療用医薬品を扱う**調剤薬局**（正式には「保険薬局」）でも、市販薬もあわせて販売している場合は登録販売者が勤務できますし、**漢方の相談薬局**など専門的な知識が必要な分野で活躍している登録販売者もすでに大勢います。

　2015年から受験資格の「実務経験」がなくなり、誰でも受験できるようになってからは、介護職や管理栄養士、接骨院や整体院で働く人などが登録販売者資格を取得するケースも増えてきました。

　栄養士資格を取得する短期大学などで、カリキュラムに登録販売者試験を取り入れているところもあるようです。また、アロマテラピーなど美容や健康に関わる仕事に従事する人たち（セラピストやカウンセラーなど）の中には、市販薬の知識を本業に役立てる目的で受験する人もいます。

　市販薬や健康に関する知識は、介護や栄養管理、保育の仕事にも役立ちます。就職先の幅を広げるという意味でも、資格をダブルで取得する人は増えていくでしょうし、将来的には登録販売者が介護や保育の現場で活躍することもあるかもしれません。

　また、登録販売者は**自分で店舗を開業できる資格**でもあります。経験を積み重ねて、将来は自分の薬店を持とうと考える資格者もいるのではないでしょうか。複数の大手チェーンが存在し、競争も激しいことを考えると、一般的なドラッグストアを個人で開業……というのは難しいかもしれませんが、時代の流れとともに、人々のニーズは安価で便利で品揃え豊富な大型店ばかりではなくなっていくでしょう。

　じっくり相談できる漢方相談薬店など個人経営の店舗で実力を発揮する道も1つの選択肢になり得ます。

　まだ制度の歴史が浅いこともあり、登録販売者の働く環境は企業によって差があります。店舗勤務をしたい人は、面接前に客として店舗を利用するなどして、環境や雰囲気をチェックしてみるとよいでしょう。

## ♡ 登録販売者が活躍する現場

- ● ドラッグストア
- ● スーパー
- ● コンビニエンスストア
- ● 家電量販店
- ● ホームセンター
- ● ディスカウントストア　など

この他、介護業界など、福祉や健康に関わる分野でも薬の知識は役に立つ

登録販売者の勤務形態は、社員・パートなどさまざま。取り扱う医薬品の種類など店舗による違いもあるので、いろんな職場で経験を積むのもプラスになることが多い。

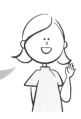

たとえば接骨院などで湿布薬が売れるようになるとよいのかもしれませんが、今のところはまだ法律が整っていないので、これから議論されていく部分でしょう。

## ♡ スキルアップの可能性

- ● 現在の職場で店舗管理者や店長、エリアマネージャーなどになる
- ● 現在の職場とは別の薬店へ転職
- ● 自分の店舗を開業する（登録販売者資格を持ち、一定の実務経験などの条件をクリアすると店舗管理者として独立開業が可能）

開業を目指す場合は、薬機法などの法律をよく勉強し、行政と根気強くやりとりすることも必要。

# ❸ 登録販売者の「区分」とは？

試験に合格すれば一人前の登録販売者というわけではありません。一定要件を満たすまでは「研修中」なので、実務（業務）経験の規定を押さえておきましょう。

## 🫙 管理者要件を満たすまでは「研修中」

　登録販売者は、「**管理者要件を満たす登録販売者**」と「**管理者要件を満たさない登録販売者**」に区分されます。一定期間の実務（業務）を経験することで管理者要件を満たす登録販売者となることができ、それまでは「登録販売者（研修中）」といった名札をつけることになります。

　登録販売者試験に合格しただけでは、正式な登録販売者となることはできません。合格者は、**店舗での販売従事登録を行って初めて「登録販売者」**となり、登録をしていなければ「一般従事者」として実務に従事することになります。なお、登録の届け出は勤務先の都道府県に行うもので、実際に就職する店舗が決まっていないと提出できません（たとえば東京都の試験に合格した場合でも、就職先が大阪府なら大阪府に提出）。

　また、販売従事登録をする前の仕事の経験を「**実務経験**」といいますが、登録後の登録販売者（研修中も含む）の経験は「**業務経験**」と呼びます。企業によっては、研修期間が終了するまで販売従事登録を行わないこともあるようですが、一般従事者として実務に従事していれば、「実務経験」として認められます。

　新たに働き始める人も、すでに業務に従事している人も、実務（業務）経験が過去5年以内に24か月以上、かつ過去5年間において合計1920時間以上になると、「**実務（業務）従事証明書**」が申請できます。これは、一人前の（研修中ではない）登録販売者であることを認める証明書で、店舗管理者や管理代行者として勤務したり、薬店を開業したりするなど、登録販売者として自立して働くために必要なものです。

　薬事に関する業務に従事した時間は日々記録する必要があるため、**一般従事者として実務経験等を積みたい場合は、その旨をあらかじめ会社に申し出ておきましょう**。実務従事証明書を発行する時にその記録が必要となります。

## ♡ 登録販売者制度の仕組み

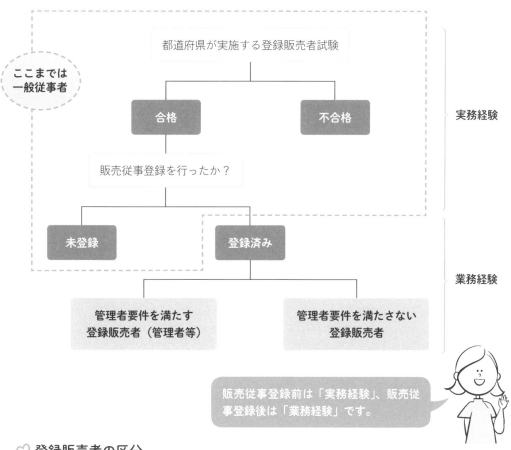

ここまでは一般従事者

都道府県が実施する登録販売者試験

合格　　　不合格

販売従事登録を行ったか？

未登録　　登録済み

実務経験

管理者要件を満たす登録販売者（管理者等）　　　管理者要件を満たさない登録販売者

業務経験

販売従事登録前は「実務経験」、販売従事登録後は「業務経験」です。

## ♡ 登録販売者の区分

| 管理者要件を満たす登録販売者（管理者等） | ●1人で医薬品を販売することができる<br>●店舗の管理者になることができる（管理者でない場合は管理代行者となる） |
| --- | --- |
| 管理者要件を満たさない登録販売者 | ●薬剤師や管理者要件を満たす登録販売者の管理・指導のもとでのみ、医薬品を販売できる<br>●名札に「登録販売者（研修中）」等の表記が必要 |

## ♡ 実務（業務）経験として認められる業務

- 主に一般用医薬品の販売等の直接の業務
- 一般用医薬品の販売時の情報提供を補助する業務、またはその内容を知ることができる業務
- 一般用医薬品に関する相談があった場合の対応を補助する業務、またはその内容を知ることができる業務
- 一般用医薬品の販売制度の内容等の説明の方法を知ることができる業務
- 一般用医薬品の管理や貯蔵に関する業務
- 一般用医薬品の陳列や広告に関する業務
- 薬剤師または登録販売者の管理・指導のもとでの業務

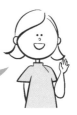

「研修中」のうちは1人で医薬品の販売をすることはできず、お客様から質問された時などは正規の登録販売者や薬剤師の確認を得たり、接客を代わってもらう必要があります。

## ♡ 販売従事登録に必要な書類

- 販売従事登録申請書（各都道府県薬務課窓口、ウェブサイト、保健所で入手可能）
- 登録販売者の**合格通知書**
- 使用関係を示す書類（**雇用証明書**など）
- 戸籍謄本、戸籍抄本または戸籍記載事項証明書（発行から6か月以内）
- 医師による診断書（診断日から3か月以内）
- 登録手数料（都道府県によって金額は異なる）

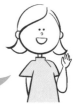

販売従事登録は、勤務先が変わっても再登録する必要はありませんが、販売従事登録証の記載事項（本籍地、氏名、生年月日など）に変更があった場合は、書換え交付の申請が必要です。また、登録証を紛失した場合は再登録が必要です（再登録後に紛失した登録証を発見した場合は返納します）。

## ④ 「実務期間」の要件は要注意

実務（業務）経験の規定には、従事した期間や時間などの要件があります。勤務先のシフトや休職期間なども関わるので、自身の状況を確認するようにしましょう。

### 実務（業務）経験期間を満たさないと「研修中」のまま

管理者要件を満たす登録販売者（研修中ではない）として勤務するためには、**実務経験（もしくは業務経験）条件を常にクリアし続ける必要**があります。

2015年度以前は、受験前の実務経験の条件を満たしていれば、合格後は正規の登録販売者としてずっと働くことができました。しかし、現行の制度では、医薬品販売管理に従事していた期間によっては「研修中の登録販売者」に戻ってしまうこともあります。

ただし、2015年3月31日までに合格した登録販売者には、「2021年8月1日までは、過去5年以内の業務経験が24か月に満たなくても『管理者要件を満たす登録販売者』とみなす」という経過措置が適用されています。2021年8月2日以降は、経過措置対象の資格者も含めたすべての登録販売者に、以下の管理者要件の実務・業務経験が適用されます。

---

● 薬事業務に従事する**期間**：過去5年以内に通算2年（24か月）以上
● 薬事業務に従事する**時間**：過去5年以内に合計1920時間以上

---

2020年3月27日までは、薬事業務に従事する時間は「ひと月80時間以上」という縛りがありましたが、現在はなくなっています。つまり、業務に従事した期間が過去5年以内に24か月以上あり、累計1920時間以上あれば、管理者要件を満たす実務・業務経験とみなされます。たとえば、薬事業務に従事した業務が1か月32時間だった場合は、5年（60か月）で1920時間ですから、要件を満たします。月160時間（1日8時間×20日）の実務経験があった場合も12か月で1920時間に到達しますが、「24か月以上」という要件を満たさないので「研修中」のままとなります。なお、**登録販売者（研修中含む）として業務に従事した期間と、一般従事者として実務に従事した期間は合算可能**です。

## 受験前に実務経験がある場合（例：ひと月32時間従事）

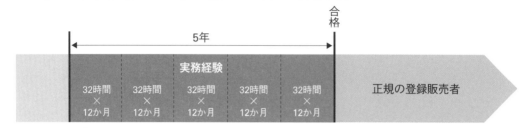

合格

5年

実務経験

| 32時間 × 12か月 | 32時間 × 12か月 | 32時間 × 12か月 | 32時間 × 12か月 | 32時間 × 12か月 |

正規の登録販売者

受験前から一般従事者として実務に従事

合格・登録時から「管理要件を満たす登録販売者」に

## 受験前に実務経験がない場合（例：ひと月50時間従事）

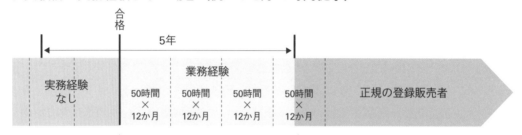

合格

5年

実務経験なし

業務経験

| 50時間 × 12か月 | 50時間 × 12か月 | 50時間 × 12か月 | 50時間 × 12か月 |

正規の登録販売者

合格後から「研修中の登録販売者」として従事

月50時間程度の勤務を続けると、3年3か月ほどで「管理要件を満たす登録販売者」に

## 実務経験はあるが要件に満たない場合（例：ひと月50時間従事）

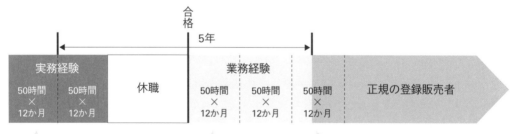

合格

5年

実務経験

| 50時間 × 12か月 | 50時間 × 12か月 | 休職 | 50時間 × 12か月 | 50時間 × 12か月 | 50時間 × 12か月 |

業務経験

正規の登録販売者

過去5年以前の実務経験は合算できない

規定を満たすまでは「研修中の登録販売者」

実務経験と業務経験を合算して規定を満たした時点から「管理要件を満たす登録販売者」に

# ⑤「実務（業務）経験」のルールがよくわからない…

正規の登録販売者となってからも、業務内容や休職期間によっては、要件を満たさなくなる場合も。業務に従事した時間数は、自身でも管理するようにしましょう。

## 実務（業務）経験の期間のカウント方法はちょっと複雑

「**過去5年以内の実務（業務）経験が24か月以上、かつ1920時間以上**」という条件をクリアし続けることが管理者要件となるわけですが、「経験期間の考え方がわからない」「今従事している仕事が実務（業務）経験として認められるのか？」といった相談を受けることが多々あります。一人前の登録販売者と思っていたら、実は「研修中」の身分だったでは困りますから、「実務（業務）経験」の定義は気になるところです。

基本的に、実務経験（もしくは業務経験）とは、医薬品の販売管理に関わった時間を指しますが、**どのような業務がそれに該当するかは、企業ごとに判断するケースがほとんど**です。勤務時間数がそのまま「実務（業務）経験」とはならないケースもあるので、自身の実務（業務）経験が規定を満たしているのか不明な人は、遠慮せずに**店長や上司、本社などに確認**しておきましょう。

また、人手が足りない他店への応援として、臨時で別の店舗に出勤するケースもよく見聞きしますが、従事登録していない店舗での業務時間はカウントされません。また、複数店舗での従事登録も、同じ会社の店舗なら可能ですが、2つ以上の都道府県において従事登録を申請することはできません。**社内の異動などで医薬品販売の業務から離れた期間**や、**休憩時間や有給休暇、薬事に関する業務以外の勤務時間**も、実務（業務）経験としてカウントできないので注意しましょう。

## 離職期間は3年以上空けないのがベスト

管理者要件を満たす登録販売者が、出産や育児、介護などで離職し、その後、復職する場合にも注意が必要です。仮に4年間離職すると、復職した際にその時点での「過去5年以内に24か月以上」という管理者要件を満たすことができなくなります。再び管理者要

件を満たす登録販売者に戻るまでの間は、「研修中の登録販売者」になってしまいます。

　管理者要件を満たす登録販売者の離職期間が3年以内の場合は、復職時点でも業務経験の要件を満たすことができます。離職期間が3年を超えると、復職後に研修中の期間が生じてしまうため、将来的に正規の登録販売者としての復帰を希望する場合は**離職期間を3年以内に留める**ことが重要です。

　なお、これは一度退職して別の会社に就職した場合も同じです。退職の際には、**その会社での実務（業務）従事証明書を発行**してもらいましょう。

　このように、実務（業務）経験は過去5年間にさかのぼってカウントするなど、やや複雑で、しかも常にクリアし続けることが求められるため、時間数などの管理は会社任せにせず、自身でも行うようにしましょう。

### ♡ 業務経験を3年間積んでから3年間離職した場合

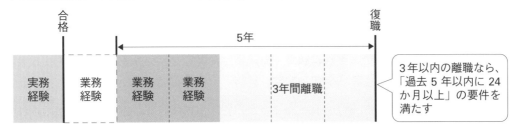

### Column　　度重なる実務経験に関する法改正

　第1回目の登録販売者試験が行われた2008年度から2014年度にかけては、受験にあたって一定の学歴や実務経験が必要とされていました。そして、合格者はブランク期間が何年あっても、管理者要件を満たす登録販売者として就業することが可能でした。

　しかし、2015年の法改正以降、受験資格から学歴や実務経験が撤廃された代わりに、「過去5年以内にひと月80時間以上・24か月以上、薬事業務に従事する」ことが、常にクリアし続けなければならない管理者要件として定められました。

　これは、配偶者の扶養の範囲内で働きたい人や、育児や介護など何らかの事情で長時間働けない人にとっては、大きなハードルとなりました。また、この制度では、どんなベテラン登録販売者でも1か月に80時間以上実務に従事しなければ、業務経験に加算できません。変則的なシフト勤務が多いドラッグストア等ならではの事情も加わり、前述の経過措置や店舗管理者要件の基準緩和がされることになったのです。

## 💛 業務経験として認められる仕事とは?

**医薬品販売以外の仕事をした時間** ⟶ 認められない

**応援で他店に行って勤務した時間** ⟶ その店舗でも従事登録していれば認められる

**転職前の会社で勤務した時間** ⟶ 過去5年以内であれば、現在の店舗での業務経験と合算できる

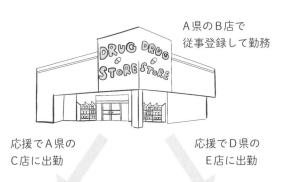

A県のB店で
従事登録して勤務

応援でA県の
C店に出勤

応援でD県の
E店に出勤

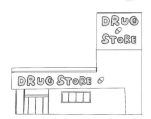

C店でも従事登録していれば
実務（業務）経験にカウント

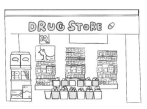

D県では従事登録できないので
実務（業務）経験として
カウントされない

# ⑥ 他職種との連携が欠かせない

勤務する店舗の形態によって多少変わりますが、登録販売者はさまざまな職種のスタッフと一緒に仕事をします。

## 他の専門職と仕事をフォローし合う

　一口にドラッグストアといっても、店舗に勤務するスタッフの構成はさまざま。調剤薬局併設の店舗なら薬剤師が常駐し、医療事務員などもいるでしょう。首都圏や都市部では、一般用医薬品のみを扱う店舗にも薬剤師が常駐するケースを見かけますが、地方では登録販売者と一般の従業員だけで運営する店が大多数。大手チェーンでも、登録販売者のみで医薬品の販売を行っている店舗がたくさんあります。

　一般的なドラッグストアでは、1店舗に登録販売者が3〜4人というのが平均的な人数です。大手では、店舗スタッフのほとんどが登録販売者というところも稀にあります。その他に、化粧品のスタッフ（ビューティーアドバイザー）や、一般のアルバイトスタッフ、レジ係などがいて、店の規模にもよりますが、15〜25人ほどで1つの店舗を回しています。一般のスタッフの中には、栄養士やホームヘルパー（訪問介護員）、医療福祉分野の有資格者や経験者がいたり、とくに資格を持っていなくても健康分野に関心のある人が勤務していたりすることが多いです。

　店長が登録販売者という店は多いですが、店舗の責任者が必ずしもこの資格を持っているとは限りません。また、夕方以降になると学生のアルバイトが加わったりと、**幅広い職種や年齢層の人と一緒に働く**のもこの仕事の特徴の1つかもしれません。実際の店舗業務では、お客様から**自分の専門分野以外の問い合わせを受けたり、他の職種の仕事を互いにフォローし合ったりする**場面も出てきます。

　スーパーやホームセンターでは、レジ係や食品・日用品売り場の担当者、惣菜などの調理スタッフなど、さらに多様な職種とともに働きます。登録販売者以外のスタッフは薬のことをほとんど知らないというケースも珍しくなく、その場合、市販薬の販売に関する責任も大きくなります。

　また、ドラッグストアでは、製薬会社の営業担当者（MR）が時々来店し、新商品の資

料やサンプルなどをもらえたり、商品について不明な点を直接質問できたりしますが、スーパーやホームセンター内の売り場ではMRとの交流も少ない印象を受けます。そのぶん、独学によるスキルアップやモチベーション維持の重要性が増すといえるでしょう。

## 🤍 登録販売者の職場と、ともに働く他職種

| 調剤薬局併設のドラッグストア | ●基本的に薬剤師が常駐しているので、医療用医薬品との飲み合わせなどのアドバイスが得られる<br>●薬剤師が調剤だけを担当して市販薬販売には携わらない方針の店では、仕事上の連携がない場合もある |
|---|---|
| 一般的なドラッグストア | ●薬剤師はおらず、登録販売者のみで一般用医薬品の販売を行う店舗が多い<br>●ビューティーアドバイザー、一般スタッフなどとともに、それぞれの業務をしながら、レジや品出しなどは連携して行う<br>●栄養士やヘルパー資格を持つスタッフがいる場合も |
| スーパーやホームセンターの薬売り場 | ●登録販売者以外に薬のことがわかるスタッフがいない場合がほとんど<br>●法的に問題のある商品レイアウト（指定第2類医薬品を、情報提供を行うための設備から7メートル以内の範囲に陳列していない）などを、登録販売者のスタッフが店舗の責任者に指摘することもある<br>●薬売り場以外の業務につく時間帯も多い |
| 大型の店舗 | ●取り扱う商品の量が多いので、早朝から開店前の時間帯だけ勤務する品出し専門のスタッフ、レジ業務のみを行うスタッフ（レジ専）がいる場合が多い |

## 🤍 薬局と薬店の違い

| 薬局 | ●薬剤師が販売または授与の目的で調剤業務を行う場所<br>●医療用医薬品、要指導医薬品、一般用医薬品の販売ができる |
|---|---|
| 薬店・ドラッグストア（店舗販売業） | ●一般用医薬品、要指導医薬品以外の医薬品の販売は認められない<br>●調剤薬局を併設するドラッグストアもある。調剤を行う場所がない場合は、店舗に「○○薬局」という名称はつけられない |

# ❼「薬」以外の仕事がたくさんある？

品出し、レジ打ち、検品、清掃、発注、棚替え、事務作業……日々の業務は、「医薬品に関する接客」だけではありません。

## 専門外の業務も多いが、人生経験を活かせる仕事

　登録販売者の主たる仕事は、来店したお客様の症状を聴いて、適切な商品を選択し、使用上の注意や養生法などの情報提供を行うことです。しかし、薬売り場で顧客対応のみを行うという登録販売者は少ないのが実情です。たいていは、**医薬品以外の商品の品出しやレジ業務など、薬とは関係のない仕事もこなす**ことになります。

　登録販売者の資格を取って働いている者としては、医薬品に関する接客経験を少しでも多く積んで、スキルアップしていきたいと考えるでしょう。とはいえ、医薬品販売業も小売業です。「登録販売者なので薬の仕事しかやりません」で通用するはずはなく、店舗スタッフの一員として他の商品（食品や化粧品、日用品など）のことも把握しておく必要があります。企業としては、店舗スタッフ全員を1つのチームと考えます。連携やチームワークが必要ですし、市販薬の専門家であると同時に、店舗のオペレーションもこなせる人材であることが求められます（スーパーなどではよりその傾向が強まります）。

　市販薬のエキスパートとしての能力と、薬以外の分野でもオールマイティに働ける能力。その2つが求められる登録販売者は、決して簡単な仕事ではありませんが、人々の健康に貢献できるというやりがいや充実感を得られる仕事であると思います。

　また、妊娠や出産、子育て、介護、入院や手術など、**自身の体験が接客に役立つのも、登録販売者の仕事の大きな特徴**です。お客様からの相談は日常生活の中で起こる健康の悩みがほとんどですから、人生経験を多く積めば積むほど共感できる部分が増え、接客の幅が広がるのです。実際に、更年期症状や生活習慣病など相談内容によっては、若い資格者よりも中高年の資格者のほうが相談を受ける機会が多くなります。

　つまり、若く、体力のある人だけが活躍できるわけではないという点が、この仕事の面白いところといえるでしょう。

## ♡「医薬品に関する接客」以外の業務

毎日行う作業

### 品出し

注文した商品が、折り畳み式のコンテナに入れられて深夜や早朝に届き、早番のスタッフが開店前などの早い時間帯に集中して陳列作業を行う。搬入量が多い時は、作業が昼過ぎまでかかることも

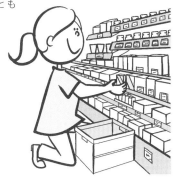

### レ ジ

レジ専門のスタッフがいる場合、登録販売者は接客や陳列作業などをしつつ、混雑時にサポートに入るが、ピーク時にはレジから抜けられないこともある

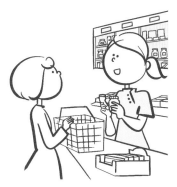

### 清 掃

陳列棚はすぐにホコリが溜まるので、ハタキではらうのが一般的。品出しや棚チェックのついでに掃除するスタッフも多い

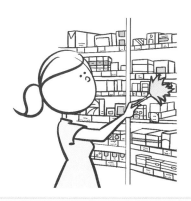

これらは薬売り場だけでなく、食品や日用品など他の売り場でもやる作業です。

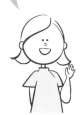

## 週に何度か行う作業

### 発注

基本的に、定番商品は各店から発注し、特売品については本社主導で送り込まれる。発注する商品のバーコードを読み込んでリストにするのが一般的

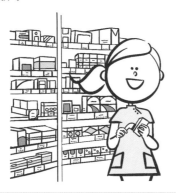

### 事務作業

プライスカードやPOP作成、本部からの指示の確認、受注・返品依頼など、バックヤードでの事務作業も多い

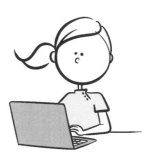

## 月に1回程度行う作業

### 使用期限切れ商品のチェック

医薬品の他にも、医薬部外品、サプリメント、栄養ドリンク、ベビーフードなどチェックが必要な商品は多い。毎月10日は医薬品、20日は食品……などとチェックのタイミングを決めている企業も

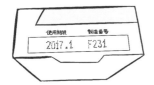

### 返品

不良品・破損品の返品交換、季節商品の入れ替え、パッケージ変更等による旧商品の返品などの作業が発生する。メーカーの自主回収などでは、営業担当者が来て作業することも

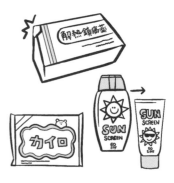

## エンド作成

来店客の目が集まるエンド棚に、季節ごとに売れる商品をディスプレイする作業。冬は風邪薬、春先は花粉症対策商品、初夏は水虫薬や虫刺されの薬など、需要が高まる商品を目立つように陳列

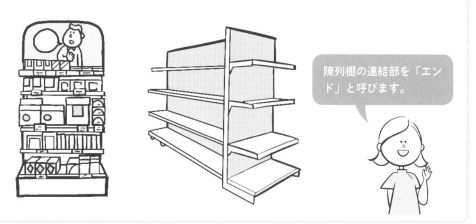

陳列棚の連結部を「エンド」と呼びます。

## 棚替え

新発売の商品や季節ごとの売れ筋商品を展開するため、定期的に（年に2〜3回）陳列棚の商品を並べ替える。ドラッグストアなどでは、本社から陳列の指示がイメージ画像とともに送られて来るので、指示に従って並べ替えをする

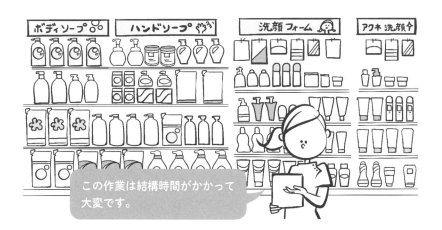

この作業は結構時間がかかって大変です。

# ⑧ 試験勉強の知識だけじゃ足りない？

「ちゃんと勉強して合格したのに、現場ではわからないことだらけ！」という新人登録販売者は多いはず。それには理由があります。

## 🫙 現場で必要な知識は試験に出てこない

　登録販売者試験は、厚生労働省による「試験問題の作成に関する手引き」（以下、「手引き」）から出題されます。「手引き」の内容は、薬害の歴史や医薬品の作用、人体の仕組み、薬事関連法規など、市販薬を販売管理する上で必要な知識ですが、どれも基礎的なもので、現場で求められるすべてを網羅しているわけではありません。もちろん、試験勉強で得る知識は重要です。とくに「手引き」の第2章にある**「人体の働き」は丸暗記ではなく、自身の体に当てはめて考えながら理解**しておく必要があります。

　登録販売者試験は、その前身の薬種商試験と比べて易しくなりました。たとえば、薬理学や人体の仕組みは、現行試験ではほぼ導入部分しか学びません。そして、**合格後の実務で必要になる知識は、実は試験にほとんど出てこない**のです。

　試験勉強では、薬とは何か、薬が人の体内でどう作用するのか、どんな副作用や注意事項があるのかなどの基礎を学びます。その上で、**店頭業務で必要となるのが「商品知識」と「病態の知識」**なのです。病態の知識は試験でもほんの少し出てきますが、実際に販売されている商品の知識は試験には全く出てきません。

　試験合格は、ゴールではなく通過点。テキストの内容の「暗記」ではなく、深く「理解」しながら学習を進めることが大事です。本書の読者はすでに資格を取った人が多いと思いますが、これから受験するという人は、ぜひ合格後のことも視野に入れて試験勉強を進めてください。また、資格試験を丸暗記で乗り切ってしまったという人は、使用したテキストを読み直すなどして、知識の定着を図りましょう。

　また、登録販売者が扱うのは市販薬であるにもかかわらず、現場では医療用医薬品や病気の治療・予防等に関する相談も多く、市販薬**の知識だけでは十分に対応できないのが実情**です。現在の試験では医療用医薬品や薬理学、病態生理などの専門知識はカバーされておらず、受験前の実務経験なしに合格した人は、店頭で初めてこの仕事の難しさに直面し

ているかもしれません。

　超高齢化や医療費増加が加速する日本においては、セルフメディケーションの重要性が叫ばれ、市販薬を販売する店舗は消費者に最も近い医療機関として機能していくと予想されます。そこで働く登録販売者は、消費者に最も近い医療従事者ですから、資格者としてのプロ意識や、自らのクオリティを維持するための生涯学習が欠かせません。

## ♡ 登録販売者試験の出題範囲（出題数と試験時間）

**①医薬品に共通する特性と基本的な知識（20問40分）**
- 医薬品概論
- 医薬品の効き目や安全性に影響を与える要因
- 適切な医薬品選択と受診勧奨
- 薬害の歴史

**②人体の働きと医薬品（20問40分）**
- 人体の構造と働き
- 薬が働く仕組み
- 症状からみた主な副作用

**③主な医薬品とその作用（40問80分）**
- 精神神経に作用する薬
- 呼吸器官に作用する薬
- 胃腸に作用する薬
- 心臓などの器官や血液に作用する薬
- 排泄に関わる部位に作用する薬
- 婦人薬
- 内服アレルギー用薬（鼻炎用内服薬を含む）
- 鼻に用いる薬
- 眼科用薬
- 皮膚に用いる薬
- 歯や口中に用いる薬
- 禁煙補助剤
- 滋養強壮保健薬
- 漢方処方製剤・生薬製剤
- 公衆衛生用薬
- 一般用検査薬

**④薬事関連法規・制度（20問40分）**
- 薬機法の目的等
- 医薬品の分類・取扱い等
- 医薬品の販売業の許可
- 医薬品販売に関する法令遵守

**⑤医薬品の適正使用・安全対策（20問40分）**
- 医薬品の適正使用情報
- 医薬品の安全対策
- 医薬品の副作用等による健康被害の救済
- 一般用医薬品に関する主な安全対策
- 医薬品の適正使用のための啓発活動

※「試験問題の作成に関する手引き（平成30年3月）」より

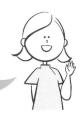

とくに、上記の②と③の知識は接客に直結します。「人体の働き」が理解できていると、「医薬品の作用」についてもスムーズに頭に入ります。合格後も何度もおさらいしてください。

# 店舗にある商品を覚える

知識の習得は、「すぐに役立つものから覚える」が基本。対象が絞れるので、闇雲に勉強するよりもずっと効率がよくなります。

## 店舗の商品知識は "今すぐ役立つ" 知識

　新人時代は、薬や病気に関する基礎知識が少なく、あれもこれも覚えなければと焦ってしまいますが、**最初にやるべきことは「店舗で扱っている商品の把握」**です。

　たとえば、喘息の咳に効く咳止め薬の取り扱いがない店ならば、喘息の人が咳止めを買いに来ても、すすめられる商品がありません。対応としては、他店の紹介か医療機関の受診勧奨となるでしょう。また、薬剤師がいる店舗なら第1類医薬品を取り扱えますが、登録販売者のみの店舗なら販売できるのは第2類・第3類医薬品となり、品揃えが変わってきます。つまり、自分が働く店舗の商品ラインナップによって、お客様への対応がある程度決まるということです。

　また、風邪薬や解熱鎮痛薬など種類が多い医薬品も、1つの店舗ですべてのメーカーの商品を揃えていることはまずありません。お客様から受ける質問では「○○は置いていますか?」「○○はどこの棚にありますか?」など、具体的な商品名で聞かれることがとても多いので、**自店の取り扱い商品を覚えておくだけでも対応がスムーズになる**でしょう。商品に関する質問は、効能・効果や規格、剤型、価格など多岐にわたるので、それらもおおよそ頭に入れておきたいところです。

　ときには、店舗にない商品についてたずねられたりもします。自店の商品を把握した上で、**取り扱いのない商品についても覚えておく**と、商品の有無を答えるだけでなく、同様の効果を持つ他の商品を提案して販売することもできるでしょう。

　実務経験がない新人の場合、商品の名称すら知らないということも多々あります。試験に出題されるのは医薬品の成分名ですが、お客様は商品名で聞いてくるので、「言われても何の薬かわからない」「薬なのかサプリメントなのかもわからない」ということも珍しくありません。薬のアイテム数は非常に多く、各メーカーから同じような効能・効果の製品が出ています。とくに複雑な名前が多い皮膚病薬や、「パブロン」シリーズのように似

た名前の商品が多いものなどもあり、覚えるのはとても大変です。とはいえ、商品を知らないことには接客ができませんから、頑張って覚えましょう。

## 覚え方のコツは「分類」

具体的な勉強法については第3章で述べますが、筆者が「これから商品について勉強する」という新人さんにアドバイスしていることを紹介したいと思います。

医薬品は、商品名や主成分など覚えることがたくさんあるため、自分なりに**分類・整理すると理解が深まります**。実務に役立つ分類方法としては、①主成分別、②服用可能な年齢別、③適した症状別などが挙げられるでしょう。

たとえば風邪薬の「パブロン」シリーズなら、胃への負担が少ないアセトアミノフェンが主成分のものと、のどの痛みや発熱への効果が高いイブプロフェンが主成分のものに分けられます。また、医薬品には、大人（15歳以上）しか飲めないものと、小児から大人まで飲めるファミリー向けの商品があります。「家族で飲める商品が欲しい」「職場や家庭での常備薬として置いておきたい」などの要望がたまにあるので、まず**年齢に関係なく飲める薬から覚えておく**とよいでしょう。

適した症状別に分類するのも、非常に実践的です。市販薬の「効能・効果」にはたくさんの症状が記載されていますが、基本的には**一番効果の高い症状が最初に記載**されています。同じ総合感冒薬でも、製品によって「のどの痛み・発熱」が強い人向け、「くしゃみ・鼻水」など鼻の症状が強い人向け、「咳・痰」が主な症状である人向けとそれぞれ違うので、たとえば次ページのように商品を分類しておくと、選ぶ時の目安になるでしょう。

本来は、配合成分を1つずつ理解した上で、適した症状を判断することが望ましいのですが、最初はこのように大まかに覚えて、徐々に理解を深めていくとよいと思います。

まず覚える必要があるのは…
- 商品名
- 主成分とその他の配合成分
- 効能・効果（適応する症状）
- 服用可能な年齢

これらの切り口で分類してみる

## 💛 主成分別に分類してみる（例：「パブロン」シリーズ）

| | |
|---|---|
| **アセトアミノフェンが主成分**<br>● 胃への負担が少ない<br>● 子どもが服用できる製品が多い | パブロンS ゴールド W 微粒<br>パブロンS ゴールド W 錠<br>パブロンゴールド A 微粒<br>パブロンゴールド A 錠<br>パブロンS α 微粒<br>パブロンS α 錠<br>パブロン50錠 |
| **イブプロフェンが主成分**<br>● のどの痛みや発熱に効果が高い<br>● 15歳未満は服用できない | パブロンエース Pro 微粒　　パブロンエース Pro 錠<br>パブロンメディカルT　　　　パブロンメディカルC<br>パブロンメディカルN |

## 💛 適した症状別に分類してみる（例：「パブロン」シリーズ）

| | |
|---|---|
| 主にのどの痛み・熱がつらい | パブロンメディカルT<br>パブロン50錠　など |
| のどの痛み・咳・鼻水など、<br>風邪の諸症状がつらい | パブロンS α 微粒　　パブロンS α 錠<br>パブロンゴールド A 微粒<br>パブロンゴールド A 錠　など |
| 主に咳・痰などの症状がつらい | パブロンメディカルC<br>パブロンS ゴールド W 微粒<br>パブロンS ゴールド W 錠　など |
| くしゃみ・鼻水・鼻づまりなど鼻症状がつらい | パブロンメディカルN　など |

※これらの分類は添付文書の効能・効果を目安にした大まかな例であり、実際の接客では相談者の状況によって適する商品が異なることを念頭に置くこと。

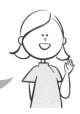

商品の成分や適した症状をある程度覚えたら、「添付文書」にも必ず目を通しておきましょう。「してはいけないこと」「相談すること」などの他にも、副作用に関する注意事項が記載されているので、よく読み込んでください。

## ♡ 服用できる年齢別で分類してみる（例：「パブロン」シリーズ）

| | | |
|---|---|---|
| **家族向けの商品（子どもも大人も飲める商品）**<br>● アセトアミノフェンが主成分<br>● 商品によって服用できる年齢が異なるので覚えておく | 12歳以上 | パブロンSゴールドW微粒<br>パブロンSゴールドW錠<br>パブロンゴールドA微粒<br>パブロンゴールドA錠 |
| | 5歳以上 | パブロンSα錠 |
| **大人（15歳以上）向けの商品**<br>● パブロン50錠を除き、イブプロフェンが主成分 | パブロンエースPro微粒　　パブロンエースPro錠<br>パブロンメディカルT　　パブロンメディカルC<br>パブロンメディカルN　　パブロン50錠 | |

---

### Column　「剤型」は薬を飲む人にとっては重要な要素

　主成分や症状、使用年齢などの分類以外に、「剤型」についても意識しておくと接客時に役立ちます。お薬を購入する際に重視されるのは「効き目」だと思いますが、「剤型」についての要望や相談も意外に多いのです。

　小さなお子さんに「どうやって錠剤を飲ませたらいいか？」というご相談はよくありますが、大人のお客様でも「錠剤でなきゃダメ」「錠剤も粉薬もダメ」という方はとても多いです。たとえば、「錠剤を潰して服用してもいいか？」「カプセルを外して中身だけを飲んでもいいか？」など、薬の性質を知らなければ答えられない質問を受けることがあります。

　市販されている錠剤にも、「素錠（裸錠）」「フィルムコーティング錠」「糖衣錠」「腸溶錠」「チュアブル錠」「口腔内崩壊錠（OD錠）」「舌下錠」などの多様な種類があり、服用の仕方が異なります。添付文書を見ると「かんだり、つぶしたりせずに、そのまま服用してください」などの記載があるので、確認しておきましょう。

　一般的には、素錠（裸錠）はかんだり潰したりして服用できるものがほとんど。糖衣錠やフィルムコーティング錠は、もともと苦みの強い薬剤の味をカバーするためのコーティングでもあるので、かみ砕くと不味くて逆に飲みにくいかもしれません。口腔内崩壊錠やチュアブル錠は水なしで服用できるのが特徴ですが、水での服用を禁止されているわけではありません。ただし、舌下錠は舌の下に薬剤を置いて溶かすものなので、水と一緒に飲み込んではいけません。

　腸溶錠では、かんだり潰したりすると、薬効が十分に発揮できません。場合によっては、腹痛や吐き気など体調に悪影響を及ぼすこともありますから注意が必要です。大きな錠剤を飲み込むことが苦手な方には、小粒の錠剤や粉薬などを提案するといいでしょう。どうしても薬の味が苦手だという方には、オブラートや服薬ゼリーも提案できるといいですね。

# 店舗の客層を把握する

客層によって売れ筋商品、忙しい時間帯、求められる接客のタイプなどが変わってきます。自分の勤める店の特徴をつかみましょう。

## 客層がわかれば、仕事の勘所がわかる

　取り扱い商品をある程度把握できたら、次は店舗の客層を観察してみましょう。住宅街、オフィス街、駅前、ショッピングモール内のテナント、スーパーやホームセンター内の薬コーナー……立地や規模などによって、客層はそれぞれ異なります。新型コロナウイルスの感染拡大以前は、お客様が爆買いをする外国人ばかりという店舗もあったでしょう。また、同じ店でも午前中と夕方や夜など、時間帯で客層が変わる場合もあります。

　客層がある程度固定されている店では、売れる商品も決まってきます。繁華街の薬局・薬店なら男性客の割合が多かったり、栄養ドリンクや精力剤、二日酔い関連の薬などがよく売れたりします。住宅街にある店舗やスーパー内の薬コーナーでは主婦や高齢者のお客様が多くなり、売れる医薬品の幅も広がります。また、店舗の近くに総合病院やクリニックなどがあると、病院で処方された薬（医療用医薬品）に関する質問をお客様から受けたり、持病のある人の来店が増えたりもします。

　オフィス街や駅ナカの店舗などは急いでいるお客様が多く、じっくり相談するよりも早く買い物をすませたいという雰囲気。逆に、住宅街の店舗やスーパー内の売り場では、病気に関する質問の他に、子育てや介護に関する悩み、日常生活の中で起こる体の不具合など相談内容が多岐にわたり、お客様1人あたりの対応時間が長くなる傾向があります。素早く対応したり、じっくり向き合ったりと、接客のスタイルも変わります。

　ドラッグストアなどは薬を買う目的で来店するお客様が中心ですが、スーパーやホームセンターでは買い物の「ついでに」薬も買うという人が多く、売れる商品の傾向も異なります。**自店で人気のある商品を把握しておくと、発注や陳列の業務で役立ちます。また、商品知識を身につける優先順位の目安にもなります。**「売れる商品」は、レジ業務や納品・発注作業に携わる際に意識することで自然と見えてくるものです。

## ♡ 店舗による客層・売れ筋商品の違い

| 立地・形態 | 主な客層 | 売れ筋商品・接客の傾向 仕事上で意識したいこと |
|---|---|---|
| ドラッグストア（都市部・駅前） | 通勤客や通りすがりの人、観光客など | ● お客様の回転が速い<br>● 商品の指名買いが多く、病気の症状などをじっくり相談する人は少ない<br>● 大容量の商品よりも小規格の商品が売れる |
| ドラッグストア（郊外） | 家族連れ、主婦、高齢者など年齢層や性別はさまざま | ● 車での来店が多く、医薬品以外のドリンク類、トイレットペーパーなど重いものやかさばるものもよく売れる<br>● 取り扱い品目が多く、店内も広く人目を気にせずに相談しやすいため、健康相談や商品に関する質問を受けることが多い<br>● PB（プライベートブランド）商品を持つ企業が多く、推奨販売に力を入れている |
| スーパー内の薬売り場（郊外） | 主婦層、高齢者など | ● 食品や日用品の買い物のついでに薬を購入する人が多い<br>● 取り扱い品目は若干少なめだが、生活に密着した場であるため、育児や介護など日常生活のトラブルを相談されることも多く、薬の相談も多岐にわたる |
| ホームセンター、ディスカウントストアなどの薬売り場 | 家族連れなど | ● 登録販売者が薬売り場に常駐するケースは少なく、他の業務に携わることも多い<br>● ドラッグストアと比べて、薬や健康の相談を受けることは少ない<br>● PB商品を持たない場合が多く、推奨販売することはあまりない<br>● チラシ等に掲載されている商品（特売品）がよく売れる |

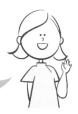

大手ドラッグストアチェーンが、ショッピングモールやディスカウントストア、スーパーの中にテナントとして入るケースも多いです（その場合は、PB商品や推奨販売があることも）。ドラッグストアとコンビニがコラボした店舗、コンビニが展開するドラッグストアなど、さまざまな形態の店舗が登場しています。

## ♡ 自店の売れ筋商品を把握する方法

### 納品、発注作業で…

- 納品量が多い、発注の頻度が高い商品は、それだけ売れている（その地域で人気がある）証拠
- 会社から大量に納品される商品は、販売に力を入れなければならない商品（推売品）であるケースがほとんど
- テレビ等のメディアで紹介された商品が爆発的に売れると、発注しても入荷しなくなることもある

### 品出し、陳列作業で…

- 棚の上段（お客様の目の高さ）にある商品や売り場面積を広く取っている商品は、売れ筋商品や会社が販売に力を入れている商品（優先的に学習すべき商品）
- 中には、棚の下段にあっても回転の速い商品もある
- 品出しや陳列作業をしていると、商品の配置や商品名を覚えられ、お客様からの問い合わせに素早く対応できるようになる

### レジ業務で…

- どんな人がどんな商品を購入しているのかを直接観察できる
- 時間帯や年齢、性別等によっても売れる商品が違うことが見えてくる
- 会計中にお客様から商品や症状について聞かれることも多く、臨機応変に対応する力が育つ
- 養生法のアドバイスなど、レジカウンターでできることも多く、「レジ業務＝接客ができない」ということはない

「普段ほとんど動きのない商品なのに、今日は何人も購入していく」などの異変を感じた時にお客様に聞いてみると、テレビや雑誌で取り上げられたといった情報が得られる場合もあります。

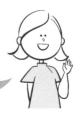

## Column　求められるのはスキルアップのフォロー体制

　登録販売者として働いていく上で、資格の歴史のようなものも知っておく必要があると思います。2009年にスタートした登録販売者制度は、「新しい資格」と認識されている人も多いですが、実はだいぶ前（なんと明治時代）からその前身資格が存在していました。

　「薬種商販売業（薬種商）」というものです。旧薬事法によって定められた資格で、改正薬事法で登録販売者資格が新設されるとともに、薬種商は登録販売者へと移行されました。

　薬種商の試験は登録販売者よりも難易度が高く、薬事関係法規、日本薬局方、生薬、化学、薬理学、解剖生理学、公衆衛生などの筆記試験と、実物の医薬品を用いた実物鑑定試験がありました。また、受験前に3年以上の実務経験が必要でしたから、合格時にはプロとして必要な知識とスキルが身につく仕組みがあったと思います。

　しかし、登録販売者試験では、実物鑑定試験が廃止され、薬理学や化学などの専門的な問題も大幅に省略され、難易度が下がりました。また、受験資格の実務経験についても緩和され、2015年の試験からはドラッグストア等での販売経験が一切なくても、誰でも受験できるようになっています。

　前述のとおり、実務経験がない場合は、合格後に24か月の業務経験を積まなければ正式な登録販売者にはなれず、その間は「研修中」という扱い。つまり、実務の経験は受験前でも合格後でもよくなったということです。

　この登録販売者制度ができる際にも「実務経験」は大きな議論となっていました。厚生労働省も当初から「医薬品を扱う資格に実務経験は必須である」という方針のもと、2007年に開催された「登録販売者試験実施ガイドライン作成検討会」において、「受験資格から実務経験を撤廃することは困難」と述べていました。結果的に、薬種商販売業では3年以上必要だった実務経験が1年に短縮される形で残りましたが、それにより資格者の質が低下することは当初から危惧されていました。

　2015年以降は、試験合格後に業務経験を積む「研修中の登録販売者」の数が一気に増え、それに比例して店頭での「実務の壁」に直面する新人さんも増えました。また、新人の数が増えれば、その人たちを指導する人も必要になります。「自分もまだ実務に自信がないのに、研修中の後輩を指導しなければならない」という登録販売者の声も少なからず耳にするようになりました。

　登録販売者の資格は、単に「薬を売れる免許」ではなく「市販薬の専門家」です。実務経験によるスキルアップが非常に重要で、机上の勉強だけで仕事をこなすのは困難です。特に、医薬品は人の健康に関わるものですから、それだけ責任も重くなります。

　できれば「研修中」の期間に、職場での研修や勉強会で商品や病態の知識を身につけたいところ

ですが、実際にはそうしたサポートがないまま仕事に従事しているケースが大半。人件費を抑えるために、必要最低限の業務経験を満たしただけで、1人で売り場を任されてしまうなど、ベテランの仕事ぶりを間近で見て手本にできる機会が少ないことも、新人さんのつまずきの一因となっているようです。

　登録販売者制度のスタート後は、試験に合格すればそれでいいという雰囲気が少なからず蔓延していて、登録販売者自身も雇う側の企業も、合格後のスキルアップに非常に消極的でした。しかし、資格誕生から10年以上が経過し、資格者は「量から質」の時代に突入しています。試験に合格しただけでは通用しないことを、多くの登録販売者達が身をもって実感し、変化が起こりつつあります。

　新人教育に熱心な企業も出てきていますが、多くの場合、合格後のスキルアップは登録販売者個人の努力に任されています。「もっと接客をしたい」「実務経験をちゃんと積みたい」と望む資格者に応えられる、企業側の環境作りが今後の課題といえるでしょう。合格後のスキルアップができる職場かどうかは、企業としても良い人材を確保するための重要なポイントになってくるのではないでしょうか。

# 第 2 章

# 接客の基本と
# すぐに覚えたい基礎知識

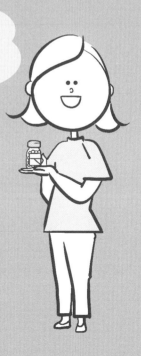

症状の聴き方、
商品の選び方、説明の仕方…
それぞれの基本を押さえて、
お客様に信頼される
登録販売者を
目指しましょう。

# ❶ 店頭での接客フローを組み立てよう

接客が不安という人は、必要な段階をふんでいない可能性があります。症状の把握から商品選び、使用のアドバイスまでの流れを確認しましょう。

## 正しい接客の手順とコミュニケーション能力

　登録販売者は、医師のように病気の診断はできませんが、皮膚炎や火傷の傷を店頭で見せられて「これに効く薬をください」などとお客様に言われることはよくあります。登録販売者としては、その権限を越えない範囲で、症状に適した商品を選び、情報提供を行わなければなりません。

　新人時代は、接客のたびに緊張することでしょう。そんな時、**接客フローが身についていると、お客様の話を聴くことに意識を集中できます**。接客フローとは、「症状の聴き取り」から「商品の選択・提案」までの流れです。

　医薬品を求めて来店する人は、何らかの症状を緩和・解消するのが目的ですから、まず具体的な症状を聴くことから接客が始まります。次に、聴き取った症状から病態を判断し、剤型や作用についての要望（錠剤がいい、眠くなりにくいものがいいなど）やアレルギーの有無などをふまえて、適した商品を選択・提案し、お客様に判断してもらいます。さらに、その薬の使い方や養生法のアドバイスも行います。

　この過程で最も重要なのが「症状の聴き取り」ですが、病態の判断に必要な情報を不足なく伝えてくれるお客様ばかりではありません。そのため、**登録販売者から適切な質問をしていく必要があります**。新人のころは「何をどのように質問すればよいのか？」と、頭を悩ませることでしょう。先輩の登録販売者の応対を見て学んだり、自身の接客経験を積み重ねることでしか、スキルアップできない部分でもあります。商品や病態に関する知識量も大きく影響するので、コツコツ勉強し続けることも必要です。

　また、短いやりとりの中で適切な答えを導き出すためには、コミュニケーション能力も必須です。挨拶や言葉遣い、笑顔など、接客業として求められる基本的なスキルも身につけましょう。

## ♡ 店頭で接客する時の主な流れ

### ① 症状の聴き取り
基礎疾患やアレルギーの有無を具体的に確認

症状の聴き取りや病態の知識は、試験勉強ではなかなか学べず、店頭での接客経験の中で習得していくスキル。

↓

### ② 病態の判断
重症なら受診勧奨

新人登録販売者は、「病態の判断」を飛ばして商品を選択してしまう傾向がある。

↓

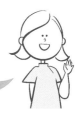

たとえば、「首がかゆい」と相談された時に、かゆみの原因（かぶれ、虫刺され、乾燥、じん麻疹など）について考える過程を経ずに、単純に「首にぬれるかゆみ止め」を選んでしまうことなどありませんか？

### ③ 適した商品の選択・提案
お客様のニーズも確認（価格、飲みやすさなど）

「症状の聴き取り」が不十分なため商品選びに迷ってしまい、販売後も「あの選択でよかったのか…？」と悩む新人は多い。

↓

### ④ 薬の使い方や養生法をアドバイス
飲み方や保管方法、病気を早く治すための情報提供

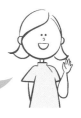

似た症状だからといって、毎回同じ商品が効果的とは限りません。年齢や体質、持病の有無など、その人の状況によって選ぶ商品は変わるので、「答えは1つではない」と心得ておきましょう。

## ② トリアージと 受診勧奨は どうするか？

接客において避けては通れないトリアージと受診勧奨。自信を持って判断するためには、病態や治療に関する知識が欠かせません。

### 「いつもと違う感じ」が有効な判断材料に

　災害・事故や救急医療などの現場で、重症度によって治療の順番を決めることを意味する「トリアージ」という言葉を聞いたことがあるかと思います。登録販売者の仕事でも、**来店客が訴える症状が、市販薬で対応可能かどうかを判断する**トリアージを行います。

　稀ですが、市販薬で対応できないような重い症状の人が来店することは実際にあります。原因不明の頭痛や腹痛、しびれ、高熱、下痢、嘔吐などは判断が難しく、ときには生命に関わることもあるため、店頭では慎重な対応が求められます。

　重篤な状態かどうかを判断するために筆者がよくしていたのが、**「いつもと違う感じはありませんか？」という質問**です。いつもの風邪と症状が違う、いつもより治りが遅く薬が効かないなど、重篤な事例では本人が直観的に違和感を覚えることが多いからです。

　トリアージの結果、市販薬で対応できるケースなら比較的スムーズですが、難しいのは市販薬では対応できない症状や、医師の治療が必要な事例です。その場合、受診勧奨をしますが、素直に応じてもらえないケースが少なくありません。急性の異変は本人もつらいため応じてもらいやすいですが、**日常生活に大きな支障が出ていない症状では、市販薬による対処を希望される場合が多い**のです。「病院へ行けないからここへ来たんじゃないか！」と怒る人もいて、納得してもらえないこともあります。

　そんな時は、なぜ市販薬では対応できないのか、市販薬を使用し続けることによるリスク、病院を受診するとどんな治療や投薬がされて、どんな効果が得られるのか（あくまでも一般論として）などを説明して、受診のメリットを伝えます。明確な理由がないと、「受診する」という行動につながりにくいのです。「自分ならどんな説明をされたら納得するか？」と、相手の立場になって考えてみましょう。

　医療用医薬品については登録販売者の試験勉強でも学びませんし、店頭で情報提供することもできません。しかし、**病院で行われる治療法や治療薬についてもある程度知識がな**

いと、**受診勧奨する「ライン」がわからない**のも事実。店頭での相談が多い事例については、知っておいたほうがよいと思います。

## ♡ 受診勧奨となるケースの例

### 原因不明の強い腹痛

- 鎮痛鎮痙薬の服用で痛みを鎮めることは可能だが、原因のわからない腹痛がある場合、胆石症や膵炎、虫垂炎などの重い病気の可能性もあり、市販薬の使用が受診を遅らせることになりかねない

### 頭痛、高熱、嘔吐が続く

- インフルエンザ、気管支炎、肺炎などの可能性
- 急性胃腸炎、食中毒などの可能性

### 痛みや腫れが強い打撲や捻挫

- 骨や靭帯を損傷している可能性

### 咳が長引いている

- 一般的な風邪なら、通常2週間ほどで治る
- 最後に咳が残る風邪もよくあるが、数週間も続く場合は、マイコプラズマ肺炎や咳喘息など風邪以外の病気の可能性も
- 市販の咳止め薬では効果が得られないだけでなく、逆に悪化することもある

### 排尿時に痛みがある（膀胱炎の可能性）

- 膀胱炎は、「病院へ行きたくない」「時間がない」という理由で非常に相談が多い
- 五淋散など膀胱炎に効果のある漢方薬も市販されているが、急性の場合は抗生物質による治療が最善であり、医師の診断が不可欠

### 頻尿、不眠

- 一時的な症状であれば市販薬でも対応可能だが、一定期間使用しても効果が得られない場合は、使用を中止して受診

### その他

- 「病院でもらった薬が効かない」「処方薬を飲んだら下痢や咳などの症状が出た」
  ⇒医療用医薬品の副作用と思われるケースも市販薬では対応不可能。主治医や調剤した薬局に相談する（市販薬の服用後に下痢や発疹などが生じた場合も、服用を中止し、添付文書を持って受診）
- インフルエンザやノロウイルスによる急性胃腸炎、手足口病、水痘などの感染性の病気が疑われるケース
- 嘔吐や下痢によって脱水のおそれがあるケース
- 「海外から帰ってきた後に発熱した」「蚊に刺されて発熱した」（感染症の可能性）
- 皮膚炎が体の広範囲にある場合
- 深い切り傷、範囲の広い火傷、化膿した傷
- アトピー性皮膚炎
  ⇒市販の皮膚外用薬では「効能・効果」に「アトピー性皮膚炎」が記載されているものはないため

基本的に、市販薬を一定期間使用しても効果が得られない時や、症状が悪化する場合は受診勧奨です（「一定期間」は薬の種類や症状によって異なります）。

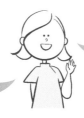

次のページから、各カテゴリの接客フローや受診勧奨の目安を具体的に紹介します。

## 💙 症状確認のフロー：痛み

**普段使用している解熱鎮痛薬があるか？**

→（ある）→ **効き目に満足しているか？** →（はい）→ **基本的に同じ商品をすすめる**

> 効果を信頼し、いつも同じ商品を使用している人も多く、「飲んだことがない商品」に抵抗を示すお客様も少なくない

（いいえ）→ **症状は？**

### 頭痛

**緊張性頭痛（しめつけられるような痛み）**
→ イブプロフェン、アスピリン、アセトアミノフェンなどの製品で鎮静成分を含むものや筋弛緩成分を含む製品など

**片頭痛（脈打つような痛み）**
→ イブプロフェン、アスピリン、アセトアミノフェンなどを含み、カフェイン類を含む製品など

### 生理痛

**15歳以上**
→
- イブプロフェンを主成分とする製品
- 効き目重視で多少眠くなってもよいなら、鎮静成分も配合されている製品
- 眠気が困るなら単味の製品

**15歳未満**
→
- アセトアミノフェンを主成分とする小児用鎮痛薬
- 小中学生の生理痛で、アセトアミノフェン単味で効果が得られない場合は、ACE処方の製品（商品の対象年齢を確認）

### 歯痛

→
- イブプロフェン、アスピリン、イソプロピルアンチピリンを含む製品
- 鎮痛成分がW処方の製品　など

**胃がもともと弱い** → アセトアミノフェン

**15歳未満の小児** → アセトアミノフェン

> 筋肉のこりや不安も和らげたい場合は鎮静成分が配合された製品も選択肢に。また、解熱鎮痛薬はあくまでも「対症療法」であることを忘れないようにしましょう。

## ♡ 痛みの度合いや症状を確認

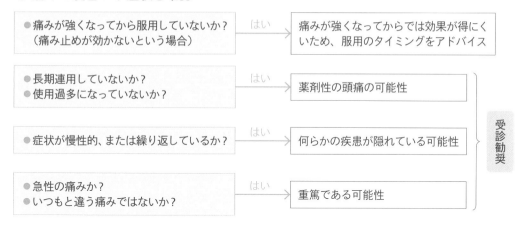

- 痛みが強くなってから服用していないか？
  （痛み止めが効かないという場合）
  → はい → 痛みが強くなってからでは効果が得にくいため、服用のタイミングをアドバイス

- 長期連用していないか？
- 使用過多になっていないか？
  → はい → 薬剤性の頭痛の可能性

- 症状が慢性的、または繰り返しているか？
  → はい → 何らかの疾患が隠れている可能性

- 急性の痛みか？
- いつもと違う痛みではないか？
  → はい → 重篤である可能性

受診勧奨

## ♡ 受診勧奨の目安

- 「いつもと違う痛み」「急性の痛み」の場合は、安易に市販薬を使用せずに受診。
- 市販の解熱鎮痛薬は、基本的に「原因がわからない痛み」に対して使用しない。**原因不明の腹痛や胸痛、頭痛が急激に起きた場合は医療機関を受診。鎮痛薬の服用で、受診の機会を逃してしまう**こともある。
- 緊急性がない痛みでも、慢性的に続く、一定期間繰り返すような場合は受診勧奨（高血圧による頭痛、薬剤性の頭痛、婦人科疾患による月経困難症など、根本治療が必要な場合も）。

## ♡ 解熱鎮痛薬を販売する時の注意点

　効き目に対して心理的な影響を受けやすいのは、鎮痛薬の特徴かもしれません。お客様が信頼している商品があって、効果に満足している場合には、別の商品を提案する必要はないでしょう。また、痛みはつらい症状なので「一番強い痛み止めをください」などと要望されることも多いです。成分の作用や商品全体の特徴をふまえて症状やニーズに合った商品を選択するので、「一番効く商品」はお客様の状態によって異なります。

　**連用による胃粘膜障害、薬剤性頭痛といった副作用への注意喚起**はもちろん、商品ごとに使用できる年齢を確認し、**小児が服用できない商品は販売時に必ずその旨をお伝えする**ようにしましょう。

## 💙 症状確認のフロー：風邪

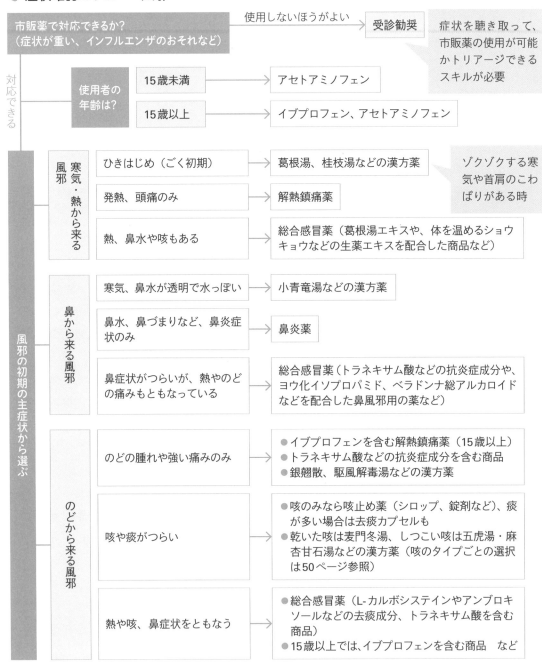

市販薬で対応できるか？
（症状が重い、インフルエンザのおそれなど）　——使用しないほうがよい——→　受診勧奨

症状を聴き取って、市販薬の使用が可能かトリアージできるスキルが必要

対応できる

使用者の年齢は？
- 15歳未満 → アセトアミノフェン
- 15歳以上 → イブプロフェン、アセトアミノフェン

風邪の初期の主症状から選ぶ

**寒気・熱から来る風邪**
- ひきはじめ（ごく初期） → 葛根湯、桂枝湯などの漢方薬
- 発熱、頭痛のみ → 解熱鎮痛薬
- 熱、鼻水や咳もある → 総合感冒薬（葛根湯エキスや、体を温めるショウキョウなどの生薬エキスを配合した商品など）

ゾクゾクする寒気や首肩のこわばりがある時

**鼻から来る風邪**
- 寒気、鼻水が透明で水っぽい → 小青竜湯などの漢方薬
- 鼻水、鼻づまりなど、鼻炎症状のみ → 鼻炎薬
- 鼻症状がつらいが、熱やのどの痛みもともなっている → 総合感冒薬（トラネキサム酸などの抗炎症成分や、ヨウ化イソプロパミド、ベラドンナ総アルカロイドなどを配合した鼻風邪用の薬など）

**のどから来る風邪**
- のどの腫れや強い痛みのみ →
  - ●イブプロフェンを含む解熱鎮痛薬（15歳以上）
  - ●トラネキサム酸などの抗炎症成分を含む商品
  - ●銀翹散、駆風解毒湯などの漢方薬
- 咳や痰がつらい →
  - ●咳のみなら咳止め薬（シロップ、錠剤など）、痰が多い場合は去痰カプセルも
  - ●乾いた咳は麦門冬湯、しつこい咳は五虎湯・麻杏甘石湯などの漢方薬（咳のタイプごとの選択は50ページ参照）
- 熱や咳、鼻症状をともなう →
  - ●総合感冒薬（L-カルボシステインやアンブロキソールなどの去痰成分、トラネキサム酸を含む商品）
  - ●15歳以上では、イブプロフェンを含む商品　など

## ♡ 受診勧奨の目安

- 一般的な風邪（急性上気道炎）は、1週間から10日ほどで自然に治癒。**症状が1週間以上治まらない、一旦よくなったのに病状が悪化**している（発熱やのどの痛みがぶり返す、夜間の咳が激しいなど）場合は、**咽頭炎、気管支炎、肺炎**などに発展している可能性も。
- 熱や咳が出る疾患は、風邪以外にも多数ある。**マイコプラズマ肺炎や咳ぜんそく**など、一見風邪のようで実は別の疾患ということも。
- 小児（とくに2歳未満）の風邪は医療機関の受診をおすすめし、市販薬はやむを得ない場合のみ使用。

| | |
|---|---|
| 高熱、関節の痛みをともなう | インフルエンザの可能性 |
| 激しい下痢や嘔吐がある | 急性胃腸炎や食中毒などの可能性 |
| 2週間以上続く咳や、夜間から明け方にかけての激しい咳 | 他の感染症の可能性 |
| いつもの風邪とは違うつらさ（息苦しい、倦怠感が強い） | |
| （高齢者や乳幼児が）水分が摂れない、ぐったりしている | 脱水症状 |

## ♡ 総合感冒薬を販売する時の注意点

　風邪の症状は初期・中期・後期で変化するので、その時々のつらい症状を聴き取って、それを解消する成分を配合した商品を提案しましょう。必ずしも総合感冒薬でなくてよいこともあります（咳止め薬や解熱鎮痛薬など）。また、風邪を治すのは薬ではなく、休養であることも念頭に置いて接客しましょう。

　家庭や職場の常備薬は、複数の人が使用する可能性があるので、販売時に必ず**使用者の年齢やアレルギーや基礎疾患の有無**などを確認します。

　また、総合感冒薬には、心臓病、高血圧、糖尿病、甲状腺機能亢進症、緑内障などの診断を受けた人、前立腺肥大・排尿困難の症状がある人などが注意を要する成分が多数配合されています。これらの疾患の病態についても学習しておきましょう。

## ♥ 症状確認のフロー：咳

咳の原因が風邪ではない（咳ぜんそく、マイコプラズマ肺炎、気管支炎など）と感じた場合

**市販薬で対応できるか？** → 使用しないほうがよい → **受診勧奨**

対応できる

**使用者の年齢は？** → 12歳未満 → コデイン類を含む商品は不可。原則、2歳未満の小児は医療機関での受診を最優先

咳のタイプは？

### 咳と痰がある

痰が透明または白色（風邪の初期の咳） →
- 中枢性鎮咳成分・去痰成分を含む商品
- 水様の鼻水や寒気もあれば小青竜湯も

のどの痛みをともなう咳 →
- トラネキサム酸を含む商品や、桔梗湯など
- 顔が赤らむほどの咳込みがあれば麻杏甘石湯や五虎湯なども

- 痰が黄緑色、血が混じる
- 息苦しい、呼吸困難など
→ **受診勧奨**

### 咳はあるが痰はない

のどの痛みをともなう咳 →
- トラネキサム酸やカンゾウなどを含む商品
- 麦門冬湯や桔梗湯などの漢方薬

アレルギー性の咳 → 抗ヒスタミン成分を含む商品

痰は少しあるが、へばりつく感じで排出しにくい →
- L-カルボシステインやブロムヘキシン塩酸塩などを含む商品
- 麦門冬湯などの漢方薬

### 痰が多い

痰が切れにくい → L-カルボシステインやブロムヘキシン塩酸塩などの去痰成分を主とする商品

- 熱や胸の痛みをともなう
- 呼吸困難など
- 痰が黄緑色、血が混じる
→ **受診勧奨**

### ゼーゼー、ヒューヒューをともなう咳

痰がからむしつこい咳 →
- メトキシフェナミン塩酸塩などの気管支拡張成分を含む「喘息用」咳止め薬
- 麦門冬湯・五虎湯などの漢方薬

数回服用しても改善しない → **受診勧奨**

- 夜間から明け方にかけての激しい咳
- 息苦しさ、呼吸困難などの症状
- 喘息の既往歴のある人など
→ **受診勧奨**

## 💙 受診勧奨の目安

- 一般的な咳止めシロップが効かない、もしくは服用したら咳が悪化した。
- 一旦治りかけていた咳が、またひどくなっている。
- 咳で睡眠が妨げられる。夜間から明け方にかけて激しく咳き込む。
- 咳が2週間以上続き、症状が軽減する様子が見られない。
- 痰に血が混じることがある。発熱や胸の痛みもともなう。
- **高齢者や小児は、痰を排出する機能が十分ではなく悪化しやすい傾向**もあり要注意。
- 肺炎や気管支炎、マイコプラズマ肺炎などの感染症では抗生物質が効果を発揮することも多く、受診のメリットが大きい場合も。

咳が続いている期間、痰の量や色、咳が激しくなる時間帯などを聴き取って重症度と受診勧奨するかどうかを判断します。風邪の病態や咳が出る呼吸器系の病気について学習しておくことも重要ですね。

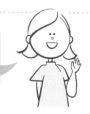

## 💙 鎮咳去痰薬を販売する時の注意点

　咳も「一番効く薬はどれ?」という相談が多いですが、タイプ別に適する商品が異なるので、症状の聴き取りが非常に重要です。

　風邪は初期からゴホゴホと激しい咳が出ることはなく、中期ごろから乾いた咳が出始め、徐々に痰も増えて、後期には咳だけが残るというのが一般的な流れです。そのため、「咳だけが治らない」という相談も多いですが、咳はスパッと抑えることが難しく、完治まで一定の時間がかかります。**風邪の病態を理解した上で冷静に対応する**ことが大事です。

　また、鎮咳去痰薬には中枢性鎮咳成分やアドレナリン作動成分、抗ヒスタミン成分など、**基礎疾患のある方や妊娠・授乳中の方に注意が必要な成分**がいくつか含まれています。12歳未満の小児に対してはコデイン類が禁忌となっていますので、**「服用してはいけない人」**についても理解しておきましょう。

　さらに、鎮咳去痰薬には連用や過量服用で依存性を生じてしまう商品が多数あります。資格者には、濫用を防ぎ、薬物依存症を生じさせないための情報提供を行う責任があります。資格者個人だけでなく、店舗や会社全体での取り組みが欠かせないと思います。

## 💜 症状確認のフロー：鼻炎

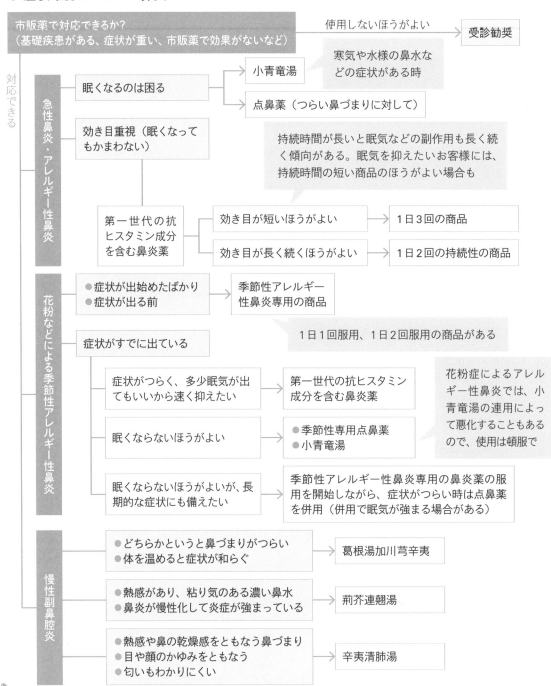

市販薬で対応できるか？
（基礎疾患がある、症状が重い、市販薬で効果がないなど）

使用しないほうがよい → 受診勧奨

対応できる

**急性鼻炎・アレルギー性鼻炎**

眠くなるのは困る

→ 小青竜湯

寒気や水様の鼻水などの症状がある時

→ 点鼻薬（つらい鼻づまりに対して）

効き目重視（眠くなってもかまわない）

持続時間が長いと眠気などの副作用も長く続く傾向がある。眠気を抑えたいお客様には、持続時間の短い商品のほうがよい場合も

第一世代の抗ヒスタミン成分を含む鼻炎薬

効き目が短いほうがよい → 1日3回の商品

効き目が長く続くほうがよい → 1日2回の持続性の商品

**花粉などによる季節性アレルギー性鼻炎**

●症状が出始めたばかり
●症状が出る前

→ 季節性アレルギー性鼻炎専用の商品

1日1回服用、1日2回服用の商品がある

症状がすでに出ている

症状がつらく、多少眠気が出てもいいから速く抑えたい → 第一世代の抗ヒスタミン成分を含む鼻炎薬

花粉症によるアレルギー性鼻炎では、小青竜湯の連用によって悪化することもあるので、使用は頓服で

眠くならないほうがよい → ●季節性専用点鼻薬 ●小青竜湯

眠くならないほうがよいが、長期的な症状にも備えたい → 季節性アレルギー性鼻炎専用の鼻炎薬の服用を開始しながら、症状がつらい時は点鼻薬を併用（併用で眠気が強まる場合がある）

**慢性副鼻腔炎**

●どちらかというと鼻づまりがつらい
●体を温めると症状が和らぐ

→ 葛根湯加川芎辛夷

●熱感があり、粘り気のある濃い鼻水
●鼻炎が慢性化して炎症が強まっている

→ 荊芥連翹湯

●熱感や鼻の乾燥感をともなう鼻づまり
●目や顔のかゆみをともなう
●匂いもわかりにくい

→ 辛夷清肺湯

## ♡ 受診勧奨の目安

- 目の強いかゆみ、じんましんなどのアレルギー症状をともなう。
- すでに**医療機関から抗アレルギー薬を処方**されている。
- 黄色や緑色の濃い鼻水が続いて鼻をかんでもすっきりしない、食事などの匂いを感じにくい（もしくは鼻から嫌な臭い）、鼻呼吸ができないほど鼻づまりがひどい、睡眠に支障が出ているといった場合は蓄膿症などの可能性がある。
- 市販薬を一定期間使用しても効果が得られない人。
- **2歳未満の乳幼児、妊娠中、緑内障や前立腺肥大などの基礎疾患**がある人。
- 症状が重い慢性副鼻腔炎（蓄膿症）。市販薬では漢方薬しか選択肢がないため、改善しない場合は受診を。

## ♡ 鼻炎薬を販売する時の注意点

　鼻炎薬の特徴は、内服薬と外用薬があり、「急性鼻炎・アレルギー性鼻炎」「花粉による季節性アレルギー性鼻炎」のように、用途別に商品が分かれているところです。「眠くなるのは困る」というニーズも多く耳にしますが、だからといって風邪の鼻炎症状に季節性アレルギー性鼻炎専用のお薬を提案することはできません。

　鼻炎薬には抗ヒスタミン成分、抗コリン成分、抗アレルギー成分が含まれ、基礎疾患を持つ人が使用できない商品も多いです（とくに、プソイドエフェドリン塩酸塩は交感神経興奮作用が強く、症状悪化のリスクがあり、**心臓病や高血圧、糖尿病、甲状腺機能障害、前立腺肥大による排尿困難のある人**は使用できません）。

　排尿困難は、加齢によって50代くらいから、とくに男性に生じやすい症状ですが、前立腺肥大や前立腺がんなどの病的な背景がなくても、抗コリン成分や抗ヒスタミン成分を服用することで、尿がより出にくくなることがあります。とてもデリケートな内容ですが、店頭での聴き取りや注意喚起は重要です。

　また、鼻炎薬による眠気の感じ方には個人差がありますし、副作用がゼロの薬もありませんから、ある程度の妥協をしていただくこともあります。できる限り要望に応えられるように、商品や成分の知識を身につけておきましょう。

## ♡ 症状確認のフロー：胃のトラブル

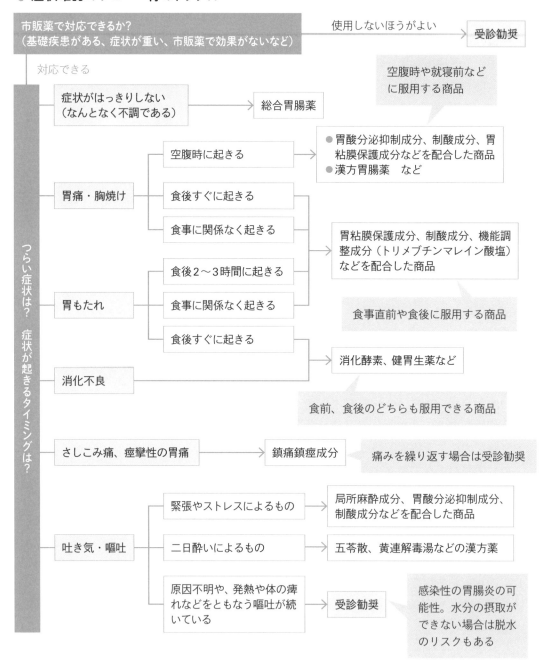

市販薬で対応できるか？
（基礎疾患がある、症状が重い、市販薬で効果がないなど）　　　使用しないほうがよい　→　受診勧奨

対応できる

つらい症状は？　症状が起きるタイミングは？

症状がはっきりしない（なんとなく不調である）　→　総合胃腸薬

空腹時や就寝前などに服用する商品

胃痛・胸焼け
- 空腹時に起きる
- 食後すぐに起きる
- 食事に関係なく起きる
→
- 胃酸分泌抑制成分、制酸成分、胃粘膜保護成分などを配合した商品
- 漢方胃腸薬　など

胃もたれ
- 食後2〜3時間に起きる
- 食事に関係なく起きる
- 食後すぐに起きる
→ 胃粘膜保護成分、制酸成分、機能調整成分（トリメブチンマレイン酸塩）などを配合した商品

食事直前や食後に服用する商品

消化不良　→　消化酵素、健胃生薬など

食前、食後のどちらも服用できる商品

さしこみ痛、痙攣性の胃痛　→　鎮痛鎮痙成分　痛みを繰り返す場合は受診勧奨

吐き気・嘔吐
- 緊張やストレスによるもの　→　局所麻酔成分、胃酸分泌抑制成分、制酸成分などを配合した商品
- 二日酔いによるもの　→　五苓散、黄連解毒湯などの漢方薬
- 原因不明や、発熱や体の痺れなどをともなう嘔吐が続いている　→　受診勧奨

感染性の胃腸炎の可能性。水分の摂取ができない場合は脱水のリスクもある

## 💗 受診勧奨の目安

- **慢性的**な胃痛や胸焼けが続いている。
- さしこみ痛、みぞおちの痙攣性の強い痛みがしばしば起こる。
- 市販薬の使用で一時的によくなるが、またすぐに症状が出る。
- 嘔吐や発熱をともなっている。
- 食欲がない、倦怠感が強いなど、全身症状をともなっている。
- 高齢者や小児。
- 原因のわからない胃痛、腹痛である。

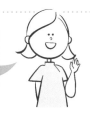

胃の周辺には胆嚢や胆管、肝臓、膵臓などがあるため、「胃痛」と思っていたら胆石症や胃潰瘍、十二指腸潰瘍、逆流性食道炎だったというケースもあります。

## 💗 胃腸薬を販売する時の注意点

　胃腸は、暴飲暴食、ストレスや疲労、加齢にともなう機能低下などが要因となって、さまざまな症状が出ます。店頭での相談でとくに多いのは、「胃痛」「胸焼け」「胃もたれ」の3つ。他にも吐き気や消化不良などさまざまな症状があり、複数の症状が同時に出ることもあります。

　胃腸症状はとても捉えにくく、お客様自身も **「よくわからないけど、なんとなく胃が痛い……」** などと把握できていないケースも多いです。そのため、**「一番つらい症状は何か？」「症状が出やすいのはどんな時か？」** など、聴き取る側（資格者）が専門知識に基づいて適切な質問を投げかける必要があります。

　抗コリン成分や鎮痛鎮痙成分を含む胃腸薬では、基礎疾患のある方の服用が制限される商品があります。服用後に眠気を生じる商品もありますので、商品の添付文書を確認しておきましょう。また、総合感冒薬・鼻炎薬・鎮うん薬・睡眠改善薬・鎮咳去痰薬など、成分や作用が重複するおそれがある商品との併用も避けなければなりません。

　食前、食後、空腹時、就寝前など、**商品ごとに服用のタイミングが異なるのも、胃腸薬の大きな特徴**ですね。胃腸の不具合の解消には、食事や生活習慣の見直しも不可欠ですから、食養生などの知識も役立ちます。

## 💙 症状確認のフロー：乗り物酔い

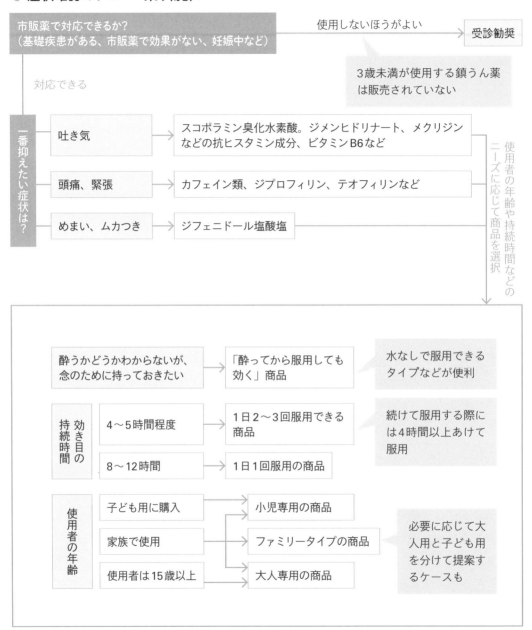

市販薬で対応できるか？
（基礎疾患がある、市販薬で効果がない、妊娠中など）

使用しないほうがよい → 受診勧奨

対応できる

3歳未満が使用する鎮うん薬は販売されていない

一番抑えたい症状は？

吐き気 → スコポラミン臭化水素酸。ジメンヒドリナート、メクリジンなどの抗ヒスタミン成分、ビタミンB6など

頭痛、緊張 → カフェイン類、ジプロフィリン、テオフィリンなど

めまい、ムカつき → ジフェニドール塩酸塩

使用者の年齢や持続時間などのニーズに応じて商品を選択

酔うかどうかわからないが、念のために持っておきたい → 「酔ってから服用しても効く」商品

水なしで服用できるタイプなどが便利

効き目の持続時間
4〜5時間程度 → 1日2〜3回服用できる商品
8〜12時間 → 1日1回服用の商品

続けて服用する際には4時間以上あけて服用

使用者の年齢
子ども用に購入 → 小児専用の商品
家族で使用 → ファミリータイプの商品
使用者は15歳以上 → 大人専用の商品

必要に応じて大人用と子ども用を分けて提案するケースも

## ♡ 受診勧奨の目安

- 3歳未満の乳幼児（3歳未満で服用可能な商品がない）。
- 心臓病、緑内障、前立腺肥大、てんかん、甲状腺機能亢進症の診断を受けた人（抗コリン成分や抗ヒスタミン成分などを含み、使用できない商品が多数ある）。
- 乗り物酔いが原因ではない吐き気やめまいもある。

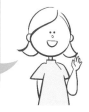

市販の鎮うん薬に3歳未満の乳幼児が服用できる商品がないのは、3歳くらいまでの乳幼児は前庭小脳が未発達で乗り物酔いを起こさないとされるためです。ただ、店頭ではしばしば、1〜2歳のお子さんでも「車に乗せると吐いてしまう」という相談を受けます。食後の満腹時の乗車を避けるなどの対処をしても吐いてしまう場合は、一度医療機関で相談していただくといいでしょう。

## ♡ 鎮うん薬を販売する時の注意点

　鎮うん薬は、大型連休や秋の行楽シーズン、学校の遠足シーズンなどに売上げが増す薬ではないかと思います。乗り物酔いのきっかけは、過去のつらい乗り物酔いの体験からくる不安や、乗り物の発進や停止・揺れ・スピードの変化、ガソリンや他の乗客の香水の匂いなどさまざまです。**ほぼ確実に乗り物酔いを起こすという場合や、酔うことへの不安が大きい場合は、乗車する30分から1時間前に服用**していただくようにするといいでしょう。

　一方で、「**酔うかどうかわからないが、念のために買っておきたい**」というお客様もいます。酔ってから服用しても効く商品や、酔った時に水なしですぐ服用できる商品などを提案するといいでしょう。**薬の剤型や味を気にするお客様も多いので**、取り扱い商品を確認しておきます。授乳中の方が服用できない商品もあります（「使用上の注意」を確認）。

　吐き気が激しい、頭痛がつらい、めまいが起こるなど症状の現れ方は人それぞれなので、「**最も抑えたい症状**」をうかがうと商品選択の目安になります。また、商品によって効果の持続時間に差があるので、**乗り物に乗る時間の確認**も大事です。乗り物酔いは心理的な影響を受けやすいため、効果について十分納得していただくことで「薬を飲んだから大丈夫」という安心感が得られ、効果をより高めてくれる場合があります。

## ♡ 症状確認のフロー：便秘

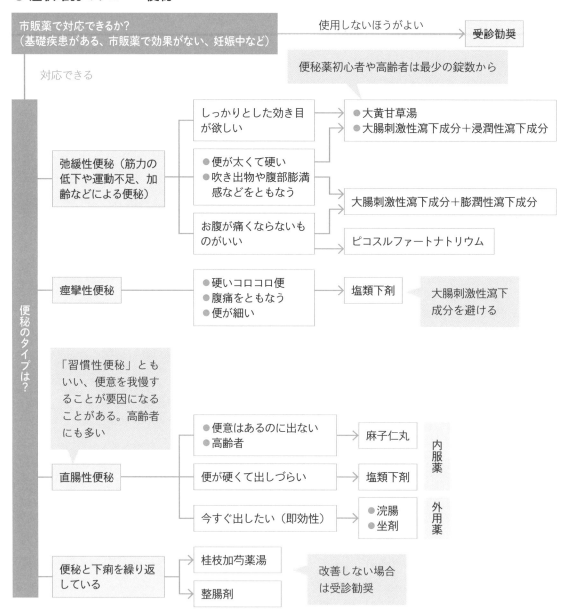

市販薬で対応できるか？
（基礎疾患がある、市販薬で効果がない、妊娠中など）

使用しないほうがよい → **受診勧奨**

便秘薬初心者や高齢者は最少の錠数から

対応できる

**便秘のタイプは？**

弛緩性便秘（筋力の低下や運動不足、加齢などによる便秘）

- しっかりとした効き目が欲しい → ●大黄甘草湯 ●大腸刺激性瀉下成分＋浸潤性瀉下成分
- ●便が太くて硬い ●吹き出物や腹部膨満感などをともなう → 大腸刺激性瀉下成分＋膨潤性瀉下成分
- お腹が痛くならないものがいい → ピコスルファートナトリウム

痙攣性便秘

- ●硬いコロコロ便 ●腹痛をともなう ●便が細い → 塩類下剤

大腸刺激性瀉下成分を避ける

「習慣性便秘」ともいい、便意を我慢することが要因になることがある。高齢者にも多い

直腸性便秘

- ●便意はあるのに出ない ●高齢者 → 麻子仁丸 ｝ 内服薬
- 便が硬くて出しづらい → 塩類下剤
- 今すぐ出したい（即効性） → ●浣腸 ●坐剤 ｝ 外用薬

便秘と下痢を繰り返している

- → 桂枝加芍薬湯
- → 整腸剤

改善しない場合は受診勧奨

## ♡ 受診勧奨の目安

- 一定期間、便秘と下痢を繰り返している。
- 強い腹痛をともなう便秘。
- 便秘の原因が薬の副作用による可能性がある（抗うつ薬、抗コリン成分など）。
- 心臓病・腎臓病・高血圧などの基礎疾患、消化器の疾患（手術歴など）がある人。
- 高齢者の慢性的な便秘で、市販薬での効果が得にくい。
- 市販薬を服用しても便秘が改善しない（使用をやめるとすぐに便秘になるなど）。
- 痔疾患をともなう頑固な便秘（便秘で悪化することもあるため、痔の治療を促す）。
- 便に血が混じる、以前より便が細くなった、強い膨満感や吐き気などをともなう。
- 妊婦は産科医の受診勧奨（妊婦、授乳婦はセンナ・ダイオウ・アロエなどの大腸刺激性瀉下成分を避ける）。

> 生活のリズムの変化や運動不足など、便秘の要因が日常生活の中にあることも多いですが、強い腹痛をともなう便秘や、慢性的に改善されない便秘の場合には、漫然と市販薬の使用を続けるのではなく、医療機関で相談していただくことも重要です。

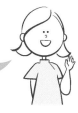

## ♡ 便秘薬を販売する時の注意点

　初めて便秘薬を使用する人からは**「お腹が痛くならない」「クセにならない」**タイプへのニーズが高く、すでに便秘薬を使用していて効果が実感しにくくなった人からは**「効き目のよいものが欲しい」「自然なお通じを得たい」**というご相談が多いです。

　大腸刺激性瀉下成分を含む便秘薬を連用すると、徐々に効果が得にくくなってきます。そのため、服用量がかなり増えたり、「便秘薬を飲まないとお通じがない」という状態から内服薬や浣腸に心理的に依存してしまう人を、店頭ではしばしばお見受けします。

　便秘には食事や運動習慣の見直しが欠かせないことを情報提供するとともに、大腸刺激性瀉下成分を含む便秘薬は、用法用量をしっかり守ることや**「連用」のリスク**もお伝えすることが重要です。

　また、便秘の背景には、大腸がんや潰瘍性大腸炎、クローン病など、重篤な病気が隠れている可能性もあります。改善しない場合は、積極的に受診していただくようにしましょう。

## 💙 症状確認のフロー：下痢

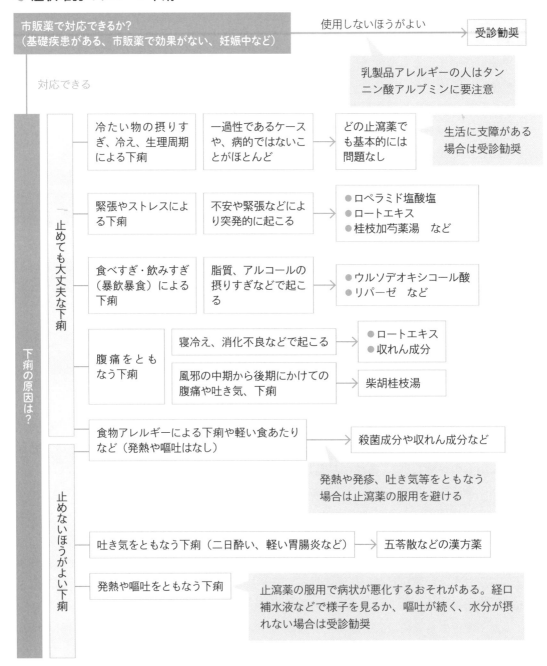

市販薬で対応できるか？
（基礎疾患がある、市販薬で効果がない、妊娠中など）　　使用しないほうがよい　→　受診勧奨

対応できる

乳製品アレルギーの人はタンニン酸アルブミンに要注意

下痢の原因は？

止めても大丈夫な下痢

- 冷たい物の摂りすぎ、冷え、生理周期による下痢 → 一過性であるケースや、病的ではないことがほとんど → どの止瀉薬でも基本的には問題なし

生活に支障がある場合は受診勧奨

- 緊張やストレスによる下痢 → 不安や緊張などにより突発的に起こる → 
  - ●ロペラミド塩酸塩
  - ●ロートエキス
  - ●桂枝加芍薬湯　など

- 食べすぎ・飲みすぎ（暴飲暴食）による下痢 → 脂質、アルコールの摂りすぎなどで起こる → 
  - ●ウルソデオキシコール酸
  - ●リパーゼ　など

- 腹痛をともなう下痢
  - 寝冷え、消化不良などで起こる → 
    - ●ロートエキス
    - ●収れん成分
  - 風邪の中期から後期にかけての腹痛や吐き気、下痢 → 柴胡桂枝湯

止めないほうがよい下痢

- 食物アレルギーによる下痢や軽い食あたりなど（発熱や嘔吐はなし） → 殺菌成分や収れん成分など

発熱や発疹、吐き気等をともなう場合は止瀉薬の服用を避ける

- 吐き気をともなう下痢（二日酔い、軽い胃腸炎など） → 五苓散などの漢方薬

- 発熱や嘔吐をともなう下痢　止瀉薬の服用で病状が悪化するおそれがある。経口補水液などで様子を見るか、嘔吐が続く、水分が摂れない場合は受診勧奨

## ♡ 受診勧奨の目安

- ●発熱や嘔吐をともなう下痢（止瀉薬の服用で悪化の可能性）。
- ●医薬品（抗生物質など）の副作用と思われる下痢（主治医への相談を推奨）。
- ●激しい腹痛や腹部膨満感があり、排便しても腹痛が治まらない。
- ●水様便が続いている。
- ●市販の止瀉薬で改善しない（下痢と便秘を繰り返しているなど）。
- ●痔などの肛門の疾患を抱えている人、血便や粘液便がある人。
- ●高齢者や小児の慢性的な下痢（下痢や嘔吐による**脱水**に注意）。
- ●妊娠中の激しい下痢。

寝冷えや食べすぎ、生理周期による下痢、ストレスや緊張による下痢は、止瀉薬を服用しても差し支えないことがほとんどですが、繰り返す場合は受診していただくのが最善でしょう。

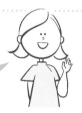

## ♡ 止瀉薬を販売する時の注意点

　**細菌やウイルスによる感染性胃腸炎**の激しい下痢の相談も珍しくありませんが、店頭での相談の大半は**寝冷えや食べすぎなどの日常の生活習慣が原因**で起こる下痢です。下痢はむやみに止めず、水分や消化吸収のよい食事を摂りながら様子を見るようにし、仕事や生活に支障をきたす場合にのみ薬を服用するのが基本的な対応でしょう。ただし、症状はそれほど重くなくても１か月以上続く慢性的な下痢は、病的な要因も考えられるため、**「どれくらいの期間続いているのか？」**は必ず質問するようにしてください。

　また、下痢はつらいので「何とか止めたい」という切実な相談も多いですが、**止めてはいけない下痢もある**ことを丁寧に情報提供してください。

　医療用医薬品を服用している人は、その副作用で下痢が生じているおそれもあるので、主治医に相談してもらいます。服用すると便がゆるくなるようなサプリメントや特定保健用食品もあるので、連用しているサプリメントの有無も確認しましょう。

　腸管の働きを止めてしまう止瀉薬を連用すると、今度はつらい便秘になることもあるので、頓服として服用し、下痢が治まったら服用を中止します。抗コリン成分を含む止瀉薬には基礎疾患のある方に注意が必要な商品もあるので、添付文書を確認してください。

## ♥ 症状確認のフロー：目のトラブル

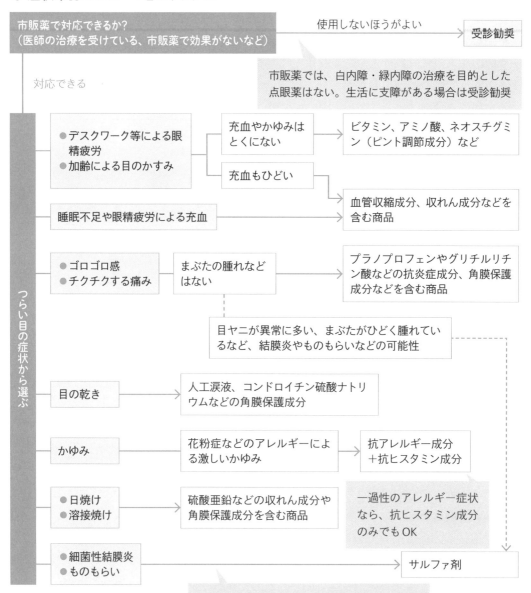

市販薬で対応できるか？
（医師の治療を受けている、市販薬で効果がないなど）　　　　使用しないほうがよい　→　受診勧奨

対応できる

市販薬では、白内障・緑内障の治療を目的とした点眼薬はない。生活に支障がある場合は受診勧奨

つらい目の症状から選ぶ

- ●デスクワーク等による眼精疲労
- ●加齢による目のかすみ
  - 充血やかゆみはとくにない　→　ビタミン、アミノ酸、ネオスチグミン（ピント調節成分）など
  - 充血もひどい

睡眠不足や眼精疲労による充血　→　血管収縮成分、収れん成分などを含む商品

- ●ゴロゴロ感
- ●チクチクする痛み
  - まぶたの腫れなどはない　→　プラノプロフェンやグリチルリチン酸などの抗炎症成分、角膜保護成分などを含む商品

目ヤニが異常に多い、まぶたがひどく腫れているなど、結膜炎やものもらいなどの可能性

目の乾き　→　人工涙液、コンドロイチン硫酸ナトリウムなどの角膜保護成分

かゆみ　→　花粉症などのアレルギーによる激しいかゆみ　→　抗アレルギー成分＋抗ヒスタミン成分

- ●日焼け
- ●溶接焼け
  →　硫酸亜鉛などの収れん成分や角膜保護成分を含む商品

一過性のアレルギー症状なら、抗ヒスタミン成分のみでもOK

- ●細菌性結膜炎
- ●ものもらい
  →　サルファ剤

ウイルス性結膜炎の場合は眼科の受診が必要

## 💗 受診勧奨の目安

- 緑内障、白内障の診断を受けている人で目の不快な症状がある。
- **目のかゆみ**や**充血**、**まぶたの腫れ**が強い、**目ヤニ**が多い。
- **発熱**や**のどの痛み**がある（ウイルス感染症などの可能性がある。サルファ剤が主成分の抗菌目薬は、細菌感染による結膜炎やものもらいに使用できるが、ウイルス性結膜炎には効果がない）。
- 視力の異常（視野が狭くなった、白くもやがかかったよう、急に視力が低下した）や目が急激に痛みだしたなど。
- 目に異物（チリや小石、金属片、化学薬品など）が入った。
- 目に野球のボールが当たったなどの外傷。
- 市販の点眼薬の使用で症状が改善せず慢性的に続く。

白内障や緑内障、ドライアイなどに関するご相談も多く、中には「眼科で処方されている点眼薬と同じものが欲しい」というご要望もありますが、白内障・緑内障の治療を目的とした点眼薬は市販薬にはありません。

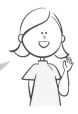

## 💗 点眼薬を販売する時の注意点

　点眼薬はアイテム数が多く、価格帯も幅広い（「有効成分を最大濃度配合」「OTCで最大濃度」と謳う高価格帯から比較的安価な商品まで）ので、**商品ごとの違いや効果**について質問されることも多いでしょう。

　また、使用年齢の記載がない商品も多いため、「小児も使えますか？」「**何歳から使用可能ですか？**」といった質問を受けることもしばしばです。年齢記載のない点眼薬は、一般的に1歳ごろからの使用が可能なケースが多いですが、念のためにメーカーの公式サイトなどで確認しておくといいですね。1歳未満の乳児については、子ども専用の点眼薬を提案します。

　1日の使用回数や、連用の注意点なども含め、用法・用量に関する情報提供を行う機会が多いカテゴリです。コンタクトレンズを装着したまま点眼できるのか、妊娠・授乳中に使用できない成分など、添付文書を確認しておきましょう。

## ♡ 症状確認のフロー：関節・筋肉の痛み

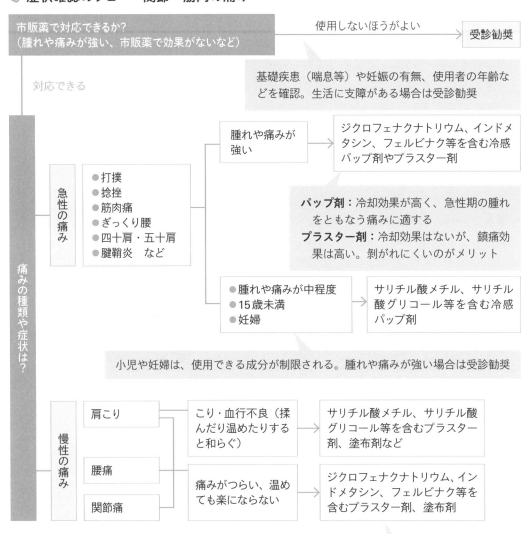

市販薬で対応できるか？
（腫れや痛みが強い、市販薬で効果がないなど）

→ 使用しないほうがよい → **受診勧奨**

対応できる

基礎疾患（喘息等）や妊娠の有無、使用者の年齢などを確認。生活に支障がある場合は受診勧奨

**痛みの種類や症状は？**

**急性の痛み**
- 打撲
- 捻挫
- 筋肉痛
- ぎっくり腰
- 四十肩・五十肩
- 腱鞘炎　など

腫れや痛みが強い
→ ジクロフェナクナトリウム、インドメタシン、フェルビナク等を含む冷感パップ剤やプラスター剤

**パップ剤**：冷却効果が高く、急性期の腫れをともなう痛みに適する
**プラスター剤**：冷却効果はないが、鎮痛効果は高い。剥がれにくいのがメリット

- 腫れや痛みが中程度
- 15歳未満
- 妊婦
→ サリチル酸メチル、サリチル酸グリコール等を含む冷感パップ剤

小児や妊婦は、使用できる成分が制限される。腫れや痛みが強い場合は受診勧奨

**慢性の痛み**

肩こり
こり・血行不良（揉んだり温めたりすると和らぐ）
→ サリチル酸メチル、サリチル酸グリコール等を含むプラスター剤、塗布剤など

腰痛

関節痛
痛みがつらい、温めても楽にならない
→ ジクロフェナクナトリウム、インドメタシン、フェルビナク等を含むプラスター剤、塗布剤

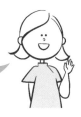

同じ銘柄の商品にも「冷感・温感」「パップ剤」「プラスター剤」「クリーム・液体・スプレー剤」などがあり、剤型の種類が豊富なのも外用消炎鎮痛薬の特徴です。

連用による肌のかぶれや、光毒性によるかぶれ（ジクロフェナクナトリウム、ケトプロフェン等）について注意喚起を行う。かぶれやすい人には塗布剤も選択肢に

## ♡ 受診勧奨の目安

- すり傷やただれ、湿疹など皮膚の異常があり、湿布薬を貼ることができない。
- 水虫、たむしなど、感染症の症状がある。
- 顔の打撲（皮膚が薄く薬剤が吸収されやすい、かぶれやすいため）。
- 内服・外用消炎鎮痛剤を使用した際に、喘息の症状が出たことがある。
- 糖尿病の診断を受けている（湿布薬の使用で皮膚がかぶれやすいため）。
- 基礎疾患がある（消炎鎮痛成分が治療中の病気や服用中の薬に影響することも）。
- 妊娠中の人（基本的に、産科のかかりつけ医へ受診勧奨）。
- 15歳未満はジクロフェナクナトリウム、フェルビナクなどの鎮痛成分を使用できない（一部のインドメタシン製剤は11歳からOK）。

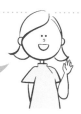

安静にしていても痛みがひどい、患部の腫れや内出血が強い場合には医療機関へ受診勧奨。ご本人ではなく代理人が来店されることもありますから、症状や患部の状態についてよく確認してください。

## ♡ 外用消炎鎮痛薬を販売する時の注意点

　湿布薬や塗布剤（塗り薬）は、皮膚に局所的に長時間使用するので、発赤やかゆみなど皮膚の異常（**接触性皮膚炎**）が生じることがあります。中でも湿布薬は密封性が高いため、皮膚への刺激が強まりやすい傾向があります。長時間同じ部位に貼り続けない、皮膚の異常を感じたら貼るのをやめるなど、使い方について情報提供してください。

　とくに**温感湿布**は刺激を感じやすく、肌が弱い人はトラブルを生じやすいので、慎重に提案しましょう。温感湿布を使用する場合は、入浴の30分〜1時間前に剥がすように、必ずお伝えしてください（お湯に触れた時に強い痛みや熱感を感じます）。

　また、パップ剤・プラスター剤による**光過敏症**は、使用時だけでなく剥がしてからも1か月ほどは注意が必要です。湿布薬を使用した部位を日光に当てないよう注意喚起してください（とくにケトプロフェンやジクロフェナクナトリウムで注意が必要）。妊婦については、使用が制限されている商品も多いため、商品ごとに「使用上の注意」を確認します。

　外用消炎鎮痛薬は、塗布薬は基剤の種類も多く（クリーム・液体・チック・ゲルなど）、湿布薬もサイズや伸縮性等がさまざまなので、商品の勉強が欠かせないカテゴリです。

## 💙 症状確認のフロー：皮膚炎

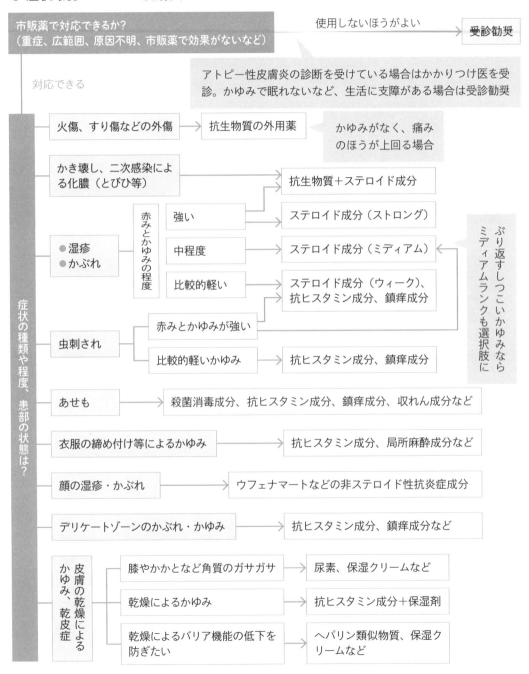

市販薬で対応できるか？
（重症、広範囲、原因不明、市販薬で効果がないなど）

使用しないほうがよい → **受診勧奨**

対応できる

アトピー性皮膚炎の診断を受けている場合はかかりつけ医を受診。かゆみで眠れないなど、生活に支障がある場合は受診勧奨

症状の種類や程度、患部の状態は？

- 火傷、すり傷などの外傷 → 抗生物質の外用薬 ← かゆみがなく、痛みのほうが上回る場合

- かき壊し、二次感染による化膿（とびひ等） → 抗生物質＋ステロイド成分

- ●湿疹 ●かぶれ
  赤みとかゆみの程度
  - 強い → ステロイド成分（ストロング）
  - 中程度 → ステロイド成分（ミディアム）
  - 比較的軽い → ステロイド成分（ウィーク）、抗ヒスタミン成分、鎮痒成分

- 虫刺され
  - 赤みとかゆみが強い
  - 比較的軽いかゆみ → 抗ヒスタミン成分、鎮痒成分

- あせも → 殺菌消毒成分、抗ヒスタミン成分、鎮痒成分、収れん成分など

- 衣服の締め付け等によるかゆみ → 抗ヒスタミン成分、局所麻酔成分など

- 顔の湿疹・かぶれ → ウフェナマートなどの非ステロイド性抗炎症成分

- デリケートゾーンのかぶれ・かゆみ → 抗ヒスタミン成分、鎮痒成分など

- 皮膚の乾燥によるかゆみ、乾皮症
  - 膝やかかとなど角質のガサガサ → 尿素、保湿クリームなど
  - 乾燥によるかゆみ → 抗ヒスタミン成分＋保湿剤
  - 乾燥によるバリア機能の低下を防ぎたい → ヘパリン類似物質、保湿クリームなど

ぶり返すしつこいかゆみならミディアムランクも選択肢に

## ♡ 受診勧奨の目安

- 患部がジュクジュクしている、強い痛みや膿など化膿が疑われる症状がある。
- 激しいかゆみで、かき壊し（二次感染のおそれ）や睡眠の妨げなど生活に支障が出ている。
- 市販薬の使用で症状が改善せず慢性化、もしくは悪化している。
- 爪水虫、頭部白癬（しらくも）、カンジタ皮膚炎などが疑われる（真菌感染症はステロイド成分により病状が悪化）。
- 脂漏性湿疹、アトピー性皮膚炎、乾癬、掌蹠膿疱症、帯状疱疹等の可能性。
- 糖尿病の診断を受けている（皮膚炎が治りにくい傾向があるため）。
- 範囲の広い外傷（火傷、すり傷など）、患部が徐々に広がっているなど。
- 深い切り傷、農作業中の切り傷、木の枝や金属が刺さった、動物による咬傷など。

## ♡ 皮膚用薬を販売する時の注意点

　皮膚トラブルは、お客様から患部を見せられて、状態を判断することがよくあります。もちろん**「診断」はできません**が、症状をある程度見分けられれば的確に商品を選択できます。したがって、**代表的な皮膚疾患の特徴的な症状は理解しておく**必要があるでしょう。

　店頭で最も相談の多い症状は「かゆみ」です。かゆみは集中力を奪ったり、睡眠を妨げたりして生活の質を低下させますし、かくことで炎症がより強まり、さらにかゆくなるという悪循環に陥ります。かきむしることで化膿したり、色素沈着が起きて皮膚が黒ずむことも。早期のうちにかゆみを鎮めることが、皮膚炎を治癒へと導く上で最も重要です。

　お客様の中には、ステロイド成分に対して不安や恐れを抱く方も見受けられますが、正しく用いることで、つらいかゆみや赤みをスピーディに鎮めてくれます。赤みやかゆみの度合いに応じて、適切にステロイド成分の提案を行ってみてください。**正しい使い方を情報提供し、お客様の不安や恐れを払拭することも資格者の役割**といえますね。

　皮膚薬は、商品選択だけでなく、購入後の家庭でのケアの仕方をお伝えすることも重要です。滅菌ガーゼやドレッシング材、サージカルテープなどの**衛生用品の知識**も身につけておきましょう。

# ❸ 情報提供をする時の注意点

医薬品は正しい使い方をしてこそ効果があるもの。とくに副作用や使用上の注意はわかりやすくアドバイスしましょう。

## 副作用や使用上の注意・制限は「理由」とともに説明

登録販売者が行う「情報提供」とは、**効能や副作用等を含めた商品の特徴、使用上の注意、養生法などを説明**すること。お客様から問い合わせがあった時はもちろん、とくに質問がない場合でも説明するのが原則とされています。

医薬品の販売では、メリットだけでなくデメリットもお伝えしないといけません。推売品やPB商品を売る場合も効能だけを述べずに、副作用や薬を使用しても効果がなかった場合の対処法、長期連用のリスクなどもきちんと伝えるのが基本です。新人の中には「何かあったら……」という不安からリスクばかりを強調してしまう人もいますが、商品知識が身についてくると、効能もリスクも過不足なく伝えられるようになるでしょう。

また、使用感や飲みやすさなどに関する第三者の意見も、購入の参考になります。おすすめする商品が自分も使用したことのあるものなら率直な感想を伝えたり、他のお客様からの評判などを紹介したりするのもよいでしょう。そうした話題によって、お客様との会話がしやすくなることもあります。

専門家として**情報を提供する際には、その「理由」もしっかり説明できるようにしておくことも大事**です。15歳未満は服用できない、授乳中の人は服用を避けるなど、使用上の注意で制限がある商品もありますが、なぜ制限されるのかについても理解しておきましょう。ここでも知識の丸暗記ではなく理解が求められます。

そして、**登録販売者は病名を診断するような行為や発言をしてはいけない**という点も肝に銘じておくことです。症状から判断して商品を選択する過程でいろいろな病名が頭に浮かびますが、それは推測でしかなく、医師の診断がなければ病名の確定はできません。受診をすすめる場合、お客様にある程度具体的に説明しないとその必要性を納得してもらえないことも多いので、伝え方の工夫も重要です。

## ♡ 情報提供を行う内容の例（副作用、使用上のアドバイス）

| 副作用 | 眠気、口渇、便秘、目が眩しく感じる、発疹 など |
| --- | --- |
| | ●イソプロピルアンチピリンによる発疹（ピリン疹）は発生頻度が高いため、注意事項としてお伝えしておく<br>●抗ヒスタミン成分や抗コリン成分によって汗が出にくくなることがあるため、熱中症への注意喚起をする（とくに高齢者など） |
| 使用上の注意 | 「多めのお水でお飲みください」「牛乳で飲まないでください」「痛みが出たら早めに飲んでください」など |
| | ●繊維性便秘薬は、プランタゴオバタ種皮などの繊維性成分が水分を含んで消化管内で膨らむことで効果を発揮するため、多めの水で飲んでもらったほうがよい（水の摂取量が少ないと効果が十分に発揮されないことがある）<br>●腸溶錠の場合、牛乳で飲むと錠剤が胃で溶けてしまい、期待した効果が得られない<br>●月経痛や頭痛の場合、痛みが強くなってから薬を飲んでも効果が出にくいことがあるので、なるべく早く飲むのがポイント（ただし、月経痛や頭痛の「予防」になるといった表現はNG） |
| その他 | 「尿が濃い黄色になることがあります」「保護者や第三者の管理下で使用してください」「水分を多めに摂ってください」など |
| | ●ビタミンB2（リボフラビン）を含む製品の服用で尿が濃い黄色になることがある。また、センノシドを含む製品では尿が赤褐色になることもある<br>●高齢者はのどのうるおい不足などにより、カプセルや錠剤がつかえやすくなることがあるため、一度水を飲んでのどを湿らせてから服用するとよい<br>●誤嚥防止のためにも、高齢者や小児の服薬時は第三者が見守るようアドバイス<br>●排尿痛や残尿感などの膀胱炎の症状で市販薬を購入する人には、「お小水をよく出したほうがいいので、水分を多めに摂ってください」「トイレは我慢しないでください」などとアドバイス |

知らないと、薬を使ってから驚いたり不安を感じたりするので、
添付文書に記載されていることでも、一言添えるようにする。

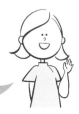

上記の他にも、情報提供を行う機会が多い内容は手帳やノートに整理しておくとよいでしょう。とくに、お客様から「購入時に教えてほしかった」などのクレームがあったものは、スタッフ全員で共有しておくと次回以降のクレーム防止になります。

# ④ 情報提供や商品PRは工夫次第

セルフ式店舗が増え、お客様と相対して接客する機会が減る中、ミニチラシやPOPを活用した情報提供や商品PRの重要度は高まっています。

## 店員に相談しにくい病気・症状もある

　病気や不調の中には、人に知られたくないものもあります。たとえば痔や便秘、尿漏れなどは、「人目のある店頭でスタッフに質問しにくい」「商品に関するアドバイスを受ける時も他の人に聞こえないようにしてほしい」とお客様が感じていることが少なくありません。売り場面積が広く、相談スペースを確保できる店舗もありますが、「話すのが恥ずかしい」という思いから、セルフ式の店で相談も何もせずに購入してしまいたいと考える人もいます。

　とはいえ、浣腸や坐剤、注入軟膏といった商品は、初めての場合、使い方がよくわからないことが多いです。また、正しく使えていないために本来の効果が得られなかったり、痛い思いをしたりすることもあります。

　筆者の場合は、**使用手順などをわかりやすく書いた小さなチラシ（ハガキサイズくらい）をあらかじめ用意しておき、接客時や会計時に商品と一緒に渡す**ようにしていました。もちろん、口頭で説明することもありますが、近くに他のお客様がいたり、レジが混雑していたりすると詳しくお伝えできない場合があります。また、口頭のみだと、お客様が実際に使用する時に、説明内容を忘れてしまう可能性もあります。

　ミニチラシは、乳児や小児の服薬のコツを説明したものも効果的です。たとえば母親が来店した場合は口頭での説明でもスムーズに理解してもらえますが、他の家族などが代理で買いに来た時にお渡しすると喜ばれます。

　すべての商品につける必要はありませんが、筆者の経験では、使い方のアドバイスや注意喚起をわかりやすくまとめたチラシはおおむね好評でした。ちょっとしたことですが、リピーターのお客様を増やすことにもつながるのではないでしょうか。

♡ **ミニチラシでの情報提供の例**

## 《乳幼児への粉薬の飲ませ方》

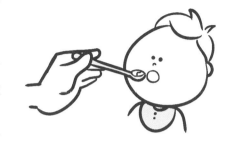

- 薬をミルクに混ぜて飲ませないでください（味がまずくなってミルク嫌いになることもあります）。

- お薬を服薬用ゼリーや、少量のチョコアイス、チョコレートシロップに混ぜて飲ませると、苦みを感じにくくなります（果物のジュースやスポーツ飲料、ヨーグルトなどは苦みを強調します）。

☆月齢の低い赤ちゃんは、ごく少量（小さじ半分）くらいのチョコシロップにお薬を混ぜてペースト状にして、授乳直前に頬の内側に塗ってあげるとよいです。

## 《坐剤の上手な使い方》

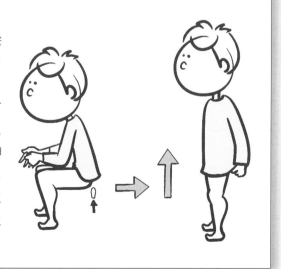

①排便や排尿を済ませておきます。

②手をきれいに洗い、坐剤の先端が尖っている部分にワセリン等を塗ります。

③座った姿勢で、坐剤の先端が尖っているほうから、肛門に深く挿入します。

④肛門部を5秒ほどティッシュ等で押さえてから、肛門に力を入れながらゆっくり立ち上がります（挿入後に立ち上がることで、坐剤が外へ出にくくなります）。

PB商品はどう
   すすめたらいい？

PB商品や推売品への考え方は会社ごとに違いますが、「売る」ために症状や商品についての知識が必要であることは変わりません。

## 🧴 PB商品の押し売りは時代遅れ？

　プライベートブランド（PB）商品などの推売品を優先的に売ることが求められる企業で働く登録販売者も多いでしょう。推売品の売り方は企業によってスタンスが違いますが、推売品をたくさん売る人が高く評価される、という会社は確かにあります。

　最近は、厳しいノルマを課す会社は減っているようですが、「レジでPB商品にスイッチする（同様の効果のあるPB商品をすすめる）ように」と指導される現場もあります。筆者もこのタイプのドラッグストアに勤務した経験がありますが、お客様から「なぜ、この店の店員はみんな同じ商品ばかりすすめるの？」とよく聞かれました。

　一方で、PB商品があっても、推売するルールやノルマを設けていない企業もあります。スーパーやホームセンター、ディスカウントストアなどでは、医薬品のPB商品がない企業のほうが多いかもしれません。推売品やPB商品がないと自分の判断で薬を提案できるため、登録販売者にとっては働きやすい環境といえます。その反面、企業が「積極的に医薬品で利益を上げようとする方針ではない」ともいえます。そうした店舗では、医薬品売り場以外での作業が多くなる傾向があり、薬の接客場面が少ない可能性もあります。

　過剰なノルマがあると、お客様の症状にかかわらず売ることに必死になってしまう傾向がありますが、押し売りになっては本末転倒。会社の利益に貢献することも必要ですが、市販薬の専門家である登録販売者としては、お客様の健康や安全を守ることが大事です。いずれにしても、「何が何でも推売品を売りなさい！」という手法は、もう時代遅れであることは言うまでもありません。

## 🧴 PB商品は接客スキルを磨ける商品でもある

　購入を決めるのはあくまでもお客様。PB商品も他の商品と同じように効果や特徴など

を説明して、お客様自身に選んでいただくのが登録販売者のスタンスでしょう。推奨品のみを提示するのと、他の商品も一緒に紹介して選んでもらうのとでは、買う側の印象がだいぶ違います。

また、メジャーな商品と比べて**認知度が低いPB商品や推売品は、商品のよさをうまく説明できないとなかなか購入につながりません。**自社商品の知識はもちろん、それがメジャーな商品とどこが同じで、どこが違うのかも把握し、アピールすることが必要です。そういう意味では、**PB商品は接客スキルを磨ける商品ともいえます。**

おすすめしたい商品を、お客様に受け入れてもらえないことも時々あります。お気に入りの商品やブランドがある人もいますし、友人や家族からの口コミやメディアの評判などを信頼している人もいます。そもそも店員にあれこれ説明されることを好まず、「自分で決めたい！」と考える人もいます。

購入しようとする商品が、本人の症状や体質に明らかに合っていなければ、きちんと情報提供をして、正しい商品選択を手伝う必要がありますが、そうでない場合は介入せずに見守ってもよいでしょう。

こちらの「売りたい」という気持ちが見えすぎると、商品は売れないものです。「売らなければ！」と気負わずに、あくまでも**選択肢の1つとして推売品を紹介したほうが購入の確率が上がる**場合もあります。

利益が出なければ商売は成り立ちませんし、その利益が自分たちのお給料となることを考えれば、推売品をすすめることは悪いことではありません。また、推売品にはナショナルブランドの商品とほぼ同じ成分なのに価格が安いなど、消費者に有益な商品も多いです。推売品がそのお客様の症状や要望に合っていれば、自信を持ってすすめましょう。

推売品に限らず、薬を売るためには多くの知識や経験が必要ですが、企業の社内勉強会もPB商品を売るためだけのコンテンツで、資格者の実力に結びついていないケースも見られます。「またこの店に来よう」「この人に相談しよう」と思ってもらうには、表面的な知識やトークだけでなく、資格者の質を高めることが最優先でしょう。

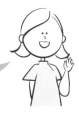

## 🧴 PB商品のセールスポイント、競合商品との違いを把握

　PB商品は一般の消費者にとってはマイナーな商品なので、説得力のある商品説明が求められます。パブロンやバファリンなどのメジャーな商品(ナショナルブランド商品)との違いを問われたりもするので、関連する商品とあわせて学んでおきたいところです。

　PB商品や推売品については、セールスポイントなどをまとめた商品情報の資料が会社から送られてくることもあるので、それぞれの特徴を覚えやすいかもしれません。ただし、「売る」ことを考えると、その商品の情報だけでは不十分。配合成分がほぼ同じメジャーな商品との違いを把握して、お客様に説明できなければなりません。PB商品や推売品の「売りは何か?」を意識しましょう。多くの場合、成分はほとんど同じなのに「値段が安い」「容量が多い」「配合成分が多い」というのが「売り」になるので、まずその違いを詳しく調べます。

　また、お客様からよく聞かれるのが「成分が同じなら、効き目も同じなの?」という質問です。**配合成分が同じなら科学的には効果は同じですが、実際には効き目に差が出ることがあります**。よくあるのが「プラセボ効果」や「ノセボ効果」で、医薬品の効き目は心理的な影響を受けるため、半信半疑で飲むと期待した効果が出ないこともあるのです(だからこそ、商品や効果についてしっかり理解し、説得力のある説明をすることが重要)。

　同じ成分が配合されていても、賦形剤などの添加物が違ったり、錠剤の大きさが微妙に違ったりします。添加物でアレルギーを引き起こすこともあるため、「配合成分が同じだから100%同じもの」と断言することもできません。こうした基本は、登録販売者自身もよく理解しておく必要があります。

## ♡ ナショナルブランド（NB）商品との比較でPB商品の「売り」を確認（例：ビタミン剤）

主成分中、L-システインの配合量は同じだが、ビタミンCの配合量は2倍。容量や価格に差がない時は、ビタミンの量が多いことが「売り」になる。

| | PB商品 | NB商品 |
|---|---|---|
| 成分 | （6錠中）<br>**アスコルビン酸（ビタミンC）：1000mg**<br>**L-システイン：240mg**<br>コハク酸d-α-トコフェロール（**天然型ビタミンE**）：50mg<br>リボフラビン（**ビタミンB2**）：6mg<br>ピリドキシン塩酸塩（**ビタミンB6**）：12mg | （6錠中）<br>**L-システイン：240mg**<br>**アスコルビン酸（ビタミンC）：500mg**<br>パントテン酸カルシウム：24mg<br><br>ビタミンEやB2・B6も配合されている。それらが加わることでどんなメリットがあるのかを学習しておくと説明がしやすくなる。 |
| 容量 | 180錠 | 180錠 |
| 用法・用量 | 1回2錠　1日3回 | 1回2錠　1日3回 |
| 効能・効果 | ●**しみ、そばかす、日焼け・かぶれによる色素沈着**の緩和<br>●歯ぐきからの出血、鼻出血の予防<br>●肉体疲労時、妊娠・授乳期、病中病後の体力低下時、老年期などのビタミンC補給 | ●**しみ、そばかす、日焼けなどの色素沈着症**<br>●全身倦怠<br>●二日酔い<br>●にきび、湿疹、じん麻疹、かぶれ、薬まけ |

太字部分以外は効能・効果の記載が異なる。配合成分が違うと効能・効果も変化するので、こうした違いも参考になる。

**薬まけ**：薬剤によって引き起こされる皮膚の症状。薬疹。

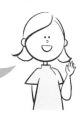

価格のお得感がセールスポイントにならない場合では、こうした商品分析が必要になります。

## ⑥ 種類が多い薬はどう選べばいい？

風邪薬や胃腸薬など、多種多様な商品が出ているカテゴリでは、年齢・用途・価格など効能・効果以外の視点を加えると絞り込みやすいです。

### 💊「その商品を選んだ理由」を説明できるようにしておく

　風邪薬や解熱鎮痛薬、胃腸薬や皮膚病薬などは、種類が多く、購入時に「どれがいいのか？」と相談されることの多いカテゴリです。テレビCMなどで頻繁に宣伝されている薬を「○○○○はありますか？」と指名買いする人も少なくありません。

　お客様が相談してくるのは、症状がつらくて困っている時や、自分の症状に合った商品がわからない時です。自分が経験したことのある症状だと対応しやすいので、風邪の症状などの相談では新人登録販売者も聴き取りに苦労することは少ないと思います。あらかじめ相談の多い症状別に適した商品を分類して、接客フローに従って症状の聴き取りから商品選択へと進めば、スムーズに対応できるでしょう。

　しかし、商品数が多すぎる場合、やはりお客様は迷います。そのため、登録販売者はある程度限定して商品を提案することが大事なのですが、同時に**「これだけたくさんの中から、どうしてこの薬を選んですすめたのか？」を納得できるように説明する**ことも必要です。

　「この商品とこの商品は、何が違うの？」と聞かれることもよくあります。お客様の多くが一番気にするのは効き目の差。筆者の場合、その差をわかりやすく説明できるように、特徴を簡潔に説明する文章を商品ごとに考えておき、質問されたらすぐに答えられるように準備していました。

　全部を一度に覚えるのは大変なので、**店舗で売上げの高い人気商品から**始めましょう。たとえば、風邪薬はとても種類が多いですが、対応する回数も多いカテゴリなので、マスターするのにそれほど時間はかからないはずです。

## 商品選択に困ったら効能以外の希望を質問してみる

お客様に提案する商品を選ぶ時は、緩和したい症状の他に、**使う人の年齢や用途も確認**すると、自然に商品が絞られてきます。子どもも含めた家族で使用する薬なのか、今すぐ必要なのか、常備薬として買うのか。とにかく早く効くもの、眠くならないもの、長時間効くものといったニーズ、味（子ども向けの薬など）や使用感（目薬など）、剤型（顆粒より錠剤がいいなど）の希望もあります。

また、価格もお客様にとっては大事な要素です。筆者の場合、価格の幅が広い栄養ドリンク剤や目薬などは、「ご希望の価格帯はございますか？」と最初に「予算」をお聞きすることもありました。

それでも商品を絞り込めない時は、**「いつもよく飲まれている商品はございますか？」などと聞いてみる**のもよい方法です。とくに風邪薬や解熱鎮痛薬では、お気に入りの商品がある人が結構います。市販薬の主な役割は対症療法ですから、症状を抑える効果があるかどうかが最大の選択ポイント。薬を飲んでも症状に変化がなければ「効いた」という実感は得られません。逆に、過去に「効いた」経験がある商品には、大きな信頼を抱くものです。

一口に風邪といっても症状は毎回同じではなく、前回使った商品がまた効く保証はないのですが、**「とくにこの商品が適している」**というものがない場合は、**本人が信頼する商品を選んでいただく**のもいいでしょう。

胃腸薬も、症状別にさまざまな商品があるカテゴリです。たとえば、「空腹時の胃痛」や「食後の胃もたれ」など明確な症状なら商品も選びやすいのですが、「何となく食欲が出ない……」など、漠然とした症状の場合や、逆に症状が多すぎる場合は困ってしまいます。そんな時は、複数の症状に対応できる総合胃腸薬をすすめることができるので、**「判断に迷った時はこの商品」**というように、**自分なりの最終アイテムを決めておく**のも、新人のうちは有効です。

売る側が商品選びに長時間悩んでいると、お客様に不安感を与えてしまうこともあります。商品の種類が多いカテゴリほど、おすすめ商品をあらかじめ準備しておきたいものです。それによって、新人登録販売者もゆとりを持って接客できます。

# ♡ 用途から商品を絞り込む場合

## 使う人の年齢

- お客様本人だけが使う　⇒　ご本人の症状に合った商品
- 子どもなど家族も一緒に使う　⇒　子どもも服用できる成分、小粒で飲みやすい、フルーツ味など

## 服用のタイミング

- 今すぐ　⇒　即効性を期待するならシロップ剤や液剤、顆粒など
- 常備薬として購入　⇒　顆粒なら分包タイプ、錠剤ならPTPシート

## 常備薬の場合

- 家庭用　⇒　子どもがいる場合はファミリー向けの商品
- 職場用　⇒　分包タイプ。不特定多数の人が服用するため、アレルギーなどのリスクが少ない成分（アセトアミノフェンなど）

## 携帯・保管の方法

- 外出先に持ち歩いて服用　⇒　分包タイプ
- 家で服用　⇒　瓶入りタイプ（開封すると長く持たないため、使い切れる錠数の商品）

---

## Column　予算から商品を絞り込む場合

　お薬を購入する際は、「価格」も重要なポイントになりますね。実際に「1000円以内で収めたい」などと、お客様が予算をあらかじめ伝えてくださるケースもあったりします。

　とくに栄養ドリンク剤は100円未満の商品から、3000円を超える商品まで価格の幅が広いため、予算を最初にお伺いすることで商品が絞り込みやすくなります。100～500円、500～1000円、1000円前後、2000円前後など、大まかでも結構ですから、「ご希望の価格帯はございますか？」と最初に確認してみてもよいかと思います。

　店舗のドリンクストッカーでは、「最も安い価格帯が最下段、高価格帯が上段（またはお客様の目線の位置）」などと値段別に陳列されることが多いので、その点でも予算別の絞り込みがしやすいかもしれません。

　また、お客様が低価格帯の商品をご希望の場合でも、成分の配合量など商品の違いをしっかり説明できると、少し高い価格帯の商品を提案して購入につながるケースもあります。

## 💗 商品選択シートの作成例（胃腸薬の場合）

自店で扱う商品をリストアップして
シートを作ってみよう。

「特徴」は、お客様に説明する内容を想定して
ノートに短くまとめておくとよい。

| 症　状 | 商品名 | 特　徴 |
|---|---|---|
| 空腹時の胃痛・胸やけ | ○○○○○ | 制酸成分が出すぎた胃酸を中和して、痛みや胸やけを鎮める |
| | △△△△ | 胃酸で荒れた粘膜を修復する成分を配合 |
| 食後の胸やけ、胃もたれ | ○○○ | 胃の運動機能を整える成分や制酸成分、胃酸の分泌を抑える成分を配合している |
| | ○○○○<br>△△△ | 消化酵素が消化を助ける<br>胃粘膜を保護する成分を配合 |
| 食べすぎ・飲みすぎ | △△△△ | 消化酵素や制酸成分、荒れた胃粘膜を修復する成分を配合 |
| 食欲不振・吐き気 | ○○○○○ | 健胃成分や生薬が胃の働きを助ける |
| 原因が絞り込めない場合 | 総合胃腸薬 | さまざまな胃の不快感に対応できる |

風邪薬や解熱鎮痛薬などでは「食後」の服用が一般的ですが、
胃腸薬では「食前」も「食後」も服用できる商品があったり、
「食前や空腹時」などに限定している商品もあったりします。
通常は、つらい症状がある時に服用しますから、用法・用量で
商品を仕分けしておくと、症状の聴き取りから商品提案までが
スムーズになります。

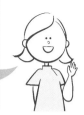

**鉄欠乏性貧血での増血薬選び**

＊10代、女性

＊立ちくらみ、めまいが頻繁に起こる。血液検査で貧血気味と診断されて鉄剤を飲んでいたが、薬が切れてしまったので購入したい。商品が複数あって、どれを買えばいいのかわからない

＊顔色はやや白っぽいが、体格はよい

　一般的に、鉄欠乏性貧血は、急に起きることはあまりなく、ゆっくりと進行してある程度ひどくなるまで自覚症状がない場合が多いです。主な症状は、動悸、息切れ、めまい、倦怠感など。女性は毎月の生理で血液を失いますし、出産時にも（個人差はありますが）300〜500ccほど出血します。また、授乳によって血液中の鉄分を失ったりもするので、貧血は女性に関わりの深い病気ともいえます。

　貧血の市販薬というと、ファイチ、マスチゲン、エミネトンなどが代表的ではないでしょうか。「どれが一番効きますか？」という質問もたびたび受けますが、筆者は、効果そのものに大きな違いはないと思っています（もちろん成分の性質にはそれぞれ特性があります）。

　この3つの商品の効能・効果を比較すると、ファイチとマスチゲンは「貧血」のみですが、エミネトンの効能には「一般の鉄欠乏及び諸疾患にともなう貧血。妊娠時の貧血。小児の栄養障害による貧血、虚弱児・腺病質児・発育不良児の増血及び栄養補給。寄生虫性貧血。貧血に原因する全身倦怠・動悸。病中・病後の増血及び回復促進。」と、かなり長い記載がされています。「どれが一番よいか？」と聞かれたら、筆者は、それぞれの特徴を説明してお客様に選んでいただくようにしていました。

## ♡ 増血薬3種類の特徴の比較

| ファイチ | ● 1日1回の服用（2錠）でいい<br>● 胃で溶けない腸溶錠なので、胃への負担が少なく、鉄剤独特の臭いがしない<br>● 8歳から服用できる |
|---|---|
| マスチゲン | ● 1日1回の服用（2錠）でいい<br>● 鉄分の吸収を高めるビタミンCや、その他のビタミン成分を多数配合<br>● 15歳未満は服用できない |

| エミネトン | ●1日2回服用しないといけない<br>●7歳から服用可能<br>●他の2つに比べて価格が若干高め |
|---|---|

　ごく稀な感想として、「鉄剤を飲んでいる時の臭いが嫌い」という人もいます。鉄独特の「錆びついたような臭い」が自分の吐く息から臭ってくるので、それで気分が悪くなり、服用を続けられないというケースもあるのです。また、鉄剤を飲むと胃がむかつく人や便秘になる人もいますので、「以前にも鉄剤を飲んだことがあるか？」「その時に、困ったことはなかったか？」も確認したほうがいいでしょう。

　また、**貧血の診断を受けているのかどうか**も、確認しておきたいところです。筆者の経験では、「貧血かも？」と来店される方の多くは、過去に貧血になった経験があり、その時と症状が同じ（または似ている）ために貧血と判断したという人でした。しかし、実際に鉄欠乏性貧血になっているかどうかは、店頭ではわかりません。

　貧血以外の場合でもふらつきやめまいは起こりますし、貧血でないのに鉄剤を過剰に摂るのはあまりよくないため、できる限り受診して検査するようにお伝えしました。「病院へ行く時間がどうしても取れない」「どうしても鉄剤を飲みたい」と言われた場合に、「1週間ほど試して効果が実感できなければ受診してください」とアドバイスした上で販売したことはあります。

### ♡「ふらつき・めまい」＝「貧血」とは限らない

| めまい | ●立っていても、座っていても起こる<br>●景色がぐるぐると回る回転性のめまい、頭を動かすと起こる頭位性のめまいなどがある<br>●脳や耳に原因がある場合もある |
|---|---|
| ふらつき | ●主に立っている状態の時に足元がふらつくなどの現象<br>●貧血の他に疲労や睡眠不足などでも起こる |
| 立ちくらみ | ●座った状態から立ち上がった時に起こる現象<br>●自律神経の乱れや低血圧、貧血等によって起こりやすい |

# ⑦ 商品の使い方や 養生法も説明

間違った医薬品の使い方、効果が得にくい使い方をしている人、不養生が治癒を妨げている人へ、正しい知識を伝えるのも登録販売者の仕事です。

## 薬の正しい飲み方、使い方を知らない人は多い

医薬品の正しい使い方や服用の仕方を消費者が知らないことがあります。市販薬でも医療用医薬品でも、自分が飲んでいる薬を安易に他人に譲ったり、大人用の薬を子どもに飲ませたりといった、危険な行為を見聞きしたことがある人も多いでしょう。日本では、薬に関する教育がほとんどされておらず、医薬品とサプリメントの違いを知らない消費者も少なくありません。

お客様が購入する薬を決定したら、その**使い方（飲み方）や保管方法、家庭でのケア（養生法）も伝えましょう**。

内服薬の場合は、用法・用量が商品に記載されているので比較的わかりやすいと思いますが、皮膚疾患用の塗り薬や湿布薬などの外用薬は、家庭での使用法に戸惑うこともあります。いつ塗るのか、1日に何回塗るのか、どれくらいの範囲に塗り広げるのかなど、「塗り方」を間違えると商品の効果を十分に発揮できません。

また、保管の仕方も品質に影響を与えることがあります。商品に記載されている使用期限は未開封の状態でのものなので、**開封後の保管方法や使用期限なども情報提供**したいところです。

大人用の薬は子どもの手の届かないところに保管することも基本ですが、子どもの誤飲事故の上位に「医薬品」があることを考えると、意外に徹底されていないのかもしれません。お菓子のグミのような色鮮やかなソフトカプセルや、ラムネ味のチュアブル錠など、子どもがつい口に入れたくなるような市販薬もあるので、保管には十分気をつけるよう販売時に一言添えましょう。

それから、昔と今で常識とされる対処方法が異なるケースについても、店頭での説明が有効です。たとえば、かつて傷口は消毒するものでしたが、湿潤療法（モイストヒーリング）では治癒を遅らせる原因になるため消毒薬を使用しないのが今の常識です。近ごろ

は、火傷や傷の湿潤療法商品が多く市販されており、一般消費者に認知されつつありますが、高齢の人にはなじみのない新しいケア方法かもしれません。湿潤療法が適さないケースもありますし、湿潤療法の正しい行い方はまだまだ消費者に浸透していないため、新人登録販売者にとっても対応が難しい事例ではないでしょうか。

皮膚疾患や外傷では、ガーゼを貼ったほうがいいのか、入浴時に患部を石鹸で洗ってもいいのか……など細かなアドバイスがあるかどうかで、ケアの効果も変わってきます。接客中にケアの仕方について聞かれることも多いので、代表的な皮膚疾患の症状とともに、家庭でのケア方法も学習しておきましょう。

ちなみに、すり傷や切り傷などの外傷は、薬とともにガーゼや絆創膏、サージカルテープなどを一緒に購入されるケースが多いです。こうした商品も種類が非常に多く、それぞれの特徴の違い（通気性がある、水を通さない、かぶれにくい素材など）を把握しておく必要があります。

## 🧴 根本的な養生法を伝えることも大事

「一発で風邪が治る薬をくれ！」などと言われて、店頭で困った経験のある登録販売者は多いと思います。薬で病気が治ると考えている人は多いですが、食事や生活習慣の乱れ、ストレスや疲労など、病気の原因は普段の生活の中にあり、治癒には生活の見直しが不可欠です。忙しくて仕事を休めないなど、人それぞれに事情はあると思いますが、薬は魔法ではありません。

また、喫煙や飲酒は薬の効果を得にくくするため、風邪をひいている間はたばこやお酒をやめる（減らす）ようアドバイスすることも大事です。ただし、こういったアドバイスは、しばしばお客様に嫌がられます。筆者の経験では、命令口調ではなく、「お願いします。風邪が治るまでの間、少しだけたばこをひかえてみていただけませんか？」などと依頼する形で話すと、比較的素直に応じてもらえました。くどくどと説得するのではなく、短くサラッとお話しするのがコツですね。

養生なくして健康なし——薬は単なるサポート役に過ぎません。体力のある若い人は多少無理をしても治りが早いかもしれませんが、病後・産後の人や小児・高齢者などは治りが遅い傾向がありますから、**飲む人の年齢や状況に応じた養生法をアドバイス**しましょう。

## ♡ 販売時に伝えたい使用上の注意の例

| 商品 | 使用上の注意 |
|---|---|
| 目薬 | ● 開封後は約1か月で使い切る<br>● 感染防止のため他の人と共用しない<br>● 雑菌の侵入を防ぐため、点眼時にまつ毛等につかないようにする |
| 小児用シロップ<br>咳止めシロップ | ● 開封後は1週間ほどで使い切る<br>● 冷蔵庫での保管が望ましい<br>● 残った薬剤は捨てる |
| 湿布薬 | ● 開封後は袋の口をしっかり閉じる<br>● 温感タイプの湿布薬は入浴の1時間前に剥がす<br>● かぶれを防ぐためにも、同じ箇所に長時間貼り続けない |
| 風邪薬（粉末）を<br>分割して飲む | ● 小児などが1包を分割して飲む場合、残った薬は封を折って冷蔵庫に保管し、24時間以内に使用する |
| 錠剤やカプセル全般 | ● 錠剤（チュアブルを除く）をかみ砕いて飲んだり、カプセルをはずして中身の薬剤だけを飲んだりするのはNG<br><br>錠剤を水なしで飲む人は意外に多いですが、食道に留まって溶けてしまうことがあり危険です。必ず水で飲んでもらいましょう。 |
| 坐薬（痔の薬など） | ● 坐薬の刺激によって排便が促されることがある（挿入した坐薬も出てしまう）ため、排便後の使用が望ましい<br>● 体温で溶けるよう設定されているため、直射日光を避けて常温で保管<br>● 箱の中に入れ、箱を立てた状態で保管（坐薬の変形を防ぐため） |

小さな子どもへの薬の飲ませ方や、ガーゼやテープ剤の痛くならない剥がし方、湿布薬で皮膚がかぶれないようにするコツなど、ワンポイントアドバイスができるようになるとさらによいでしょう。

## ♡ アドバイスしたい養生法の例

| 症　状 | 養生法のアドバイス |
|---|---|
| 風邪 | ● 風邪を治すのは薬ではなく、本人の免疫力や抵抗力なので、しっかり休養することが最も重要<br>● 食事は消化のよいものを摂る<br>● 寒気がするのは熱が上がる時なので体を冷やさず、熱が上がりきって汗が出始めたら適度に体を冷やすとよい（厚着して無理に汗を出すのは体力を消耗する） |
| 頭痛 | ● 緊張性頭痛は血行不良が原因で起こるため、入浴やマッサージ、ストレッチなどが効果的<br>● 片頭痛は脳の血管の炎症が原因であるため、温めたりマッサージをしたりするのは逆効果。頭痛が起きたら暗い静かな部屋で安静にし、頭を冷やすとよい |
| 胃腸炎 | ● 食事は消化のよいものを摂る（食欲がない時は、無理に食べなくてもよい）<br>● 水分はこまめに摂る（経口補水液、スポーツ飲料など） |
| 皮膚炎<br>（乾燥性） | ● 保湿を心がける<br>● 血行がよくなるとかゆみが強くなることがあるため、入浴はぬるめのお湯やシャワーがよい |
| 皮膚炎<br>（主婦湿疹など） | ● 台所用洗剤などが原因で手湿疹が起きている場合は、洗剤を使用する際に手袋をはめてもらう（綿の手袋と重ねて使用するとよい） |
| 下痢 | ● 下痢をしている時は、食べないほうが治りが早い<br>● お腹がすいたら、スープやおもゆなど消化のよいものを摂る（固形物や繊維質の多い食材は避ける） |
| 痔 | ● 痔核がある場合は、薬だけではなかなか改善しないので、座浴や温浴で患部を温めて血行をよくする<br>● 便秘は痔を悪化させるため、繊維質を摂るなど便秘にならない食生活を心がける |

緊張性頭痛と片頭痛のように、同じ「頭痛」でも原因によって対処法が異なるものがあります。「片頭痛で…」と相談された場合も、念のために、それが病院で診断を受けたものなのかを確認してから対応しましょう。

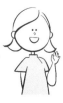

## ♡ 年齢・状況に合わせた養生のポイント

| 年齢・状況 | 養生法のポイント |
|---|---|
| 高齢者 | ●加齢によって代謝機能が衰えていることがあるため、薬の作用の増強や副作用が生じやすくなったりすることがある<br>●治療中の持病がない場合でも薬の使用によって体調に影響することがあるため、長期連用は避ける |
| 小児 | ●熱や咳などの症状だけでなく「状態」も目安にするとよい（機嫌がよい、元気がある場合は、薬を服用せずに様子を見てもよい場合もある）<br>●ぐったりしている、ぼーっとしている場合は、症状が軽くても受診したほうがよい<br>●粉薬などを嫌がって飲みたがらない時には、服薬用ゼリーを利用したり、少量のチョコレート味のアイスクリームと混ぜ合わせると苦みを感じにくい（柑橘系の果汁やヨーグルト、スポーツドリンクは薬の苦みを強調するので避ける） |
| 喫煙 | ●咳止め薬が効きにくくなる<br>●咳が治りにくいため、風邪が治るまでの間は本数を減らすか禁煙したほうがよい |
| 飲酒 | ●体調不良時は飲酒をひかえる<br>●市販薬を服用する際は飲酒しない |

## ♡ ドレッシング材の用途

| 傷あて | ●絆創膏、滅菌ガーゼ、非固着性ガーゼ<br>●ハイドロコロイドパット |
|---|---|
| 固定 | ●サージカルテープ<br>●包帯、メッシュ包帯、メッシュシート |
| 防水・保護 | ●防水フィルム<br>●フィルムドレッシング |

ドレッシング材とは、広い意味で「傷を覆うもの」を指しますが、直接傷に貼れるものと、貼れないもの、医療機器とそうでないものがあります。

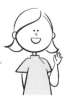

## 💗 衛生用品はサイズも大事

| サイズが決まっている商品 | ● 小さな傷に適する<br>● カットする手間がかからない |
|---|---|
| 必要なサイズにカットして使える商品 | ● 傷の大きさが既成の商品ではカバーできない時に適する<br>● いびつな形の傷に使用できる |

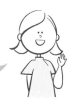

カットして使える商品は、カットの際に雑菌等が付いてしまうリスクもあり、不慣れな方には衛生面でデメリットがあるかもしれません。創傷面に直接あてるガーゼについては、カットせずに使える商品をおすすめしたほうがよいでしょう。

---

### Column　モイストヒーリング剤は公式サイトで使い方を確認

　「傷がジュクジュクしていて浸出液が多いが、服や寝具を汚したくない」「プールに入る時に患部が濡れないようにしたいので、防水のシートが欲しい」「湿潤療法で治したい」など、モイストヒーリング剤を求めるお客様は増えています。

　傷の治りが速い、傷痕がキレイ、痛みが和らぐなどが、モイストヒーリング剤の主なメリットですが、患部を完全に覆って密封する必要があるので、サイズ選びも重要になります。また、「どれくらいの間隔で貼り替えたらよいか?」も店頭でよく質問されますので、メーカーの商品ページ等で確認しておきましょう。

　たとえば、「BAND-AID キズパワーパッド」の場合、「水仕事やシャワーを浴びても最長5日間貼り続けられます」とパッケージに記載されていますが、公式サイトのQ&Aでは「最低2、3日に1回はキズを観察」とあります。使い方の4ステップなども詳しく解説されていますので、見ておくと接客時に役立つでしょう。

# ⑧ 持病のある人には どう対応する？

医療用医薬品を服用している人からの相談は、ケースごとに対応が異なるので、接客を重ねて知識を増やしていくことが必要です。

## 会社のマニュアルを確認し、受診勧奨ならきちんと説明

　持病のある人の対応も、新人登録販売者が苦手とするところです。持病といってもいろいろですが、高血圧や糖尿病などの医療用医薬品を服用している人が、風邪薬を求めてドラッグストアにやって来ることはよくあります。基本的に、医師の治療を受けている人が体調を崩した時は、かかりつけ医を受診するのがよいのですが、「市販薬も病院の薬も同じ薬」と考えて、ドラッグストアに相談に来る人も多いのです。

　企業の中には、対応のマニュアルを用意しているケースもあります。「持病のある人へは販売しない」というルールの会社もあるので、**勤め先の規定を確認**しておきましょう。とくにルールがない会社では、登録販売者がその都度判断して対応することになります。

　持病がある場合は必ず受診勧奨しなければいけない、というわけではありません。たとえば、降圧薬を服用している人が風邪薬を買い求めた場合などは、いくつか質問した上で、**その人の状態によっては市販薬で対応できることもあります**。筆者の場合、次の4つの質問をし、大丈夫だと判断できた場合は販売していました。

> - 処方されている薬の名称
> - 普段の血圧の数値
> - 普段から風邪をひいた時には市販薬をよく服用しているのか？
> - 市販の風邪薬で体調が悪くなったことがあるか？

　しかし、こうした対応をするには、まず持病の病態（この場合は高血圧）についてよく知り、病院ではどのような治療や投薬が行われるのかなどを学習する必要があります（登録販売者による医療用医薬品との相互作用についての情報提供は、法的に難しいので行いません。自身が判断するために知識として持っておくということです）。その上で、登録

販売者自身の責任において販売を判断するので、新人にとっては非常にハードルが高いです。**商品の「添付文書」を読むと、持病のある人でも服用可能かどうかがある程度確認できる**ので、そうした商品をリストアップしておき、自信を持って判断できない場合は受診勧奨としましょう。**薬剤師が常駐している店舗なら、持病のある人への対応を代わってもらうのがベストです。**

　また、薬と薬の相互作用の他にも、風邪などで体調を崩すことで持病が悪化するケースもあります。たとえば、糖尿病の治療薬を服用中の人が風邪をひいて食事が摂れないと、血糖値が下がりすぎて低血糖に陥ることがあり、非常に危険です。こうしたリスクを患者さん本人が知らないことも多いため、店頭での注意喚起や情報提供は重要です。過去に市販薬の服用で持病が悪化したことがある人、処方されている薬が数種類ある人、合併症を抱えている人などはリスクが高いですから、受診勧奨してください。

　その際は、「自信がなくて売れないので医療機関を受診してください」ではなく、お客様が納得できる説明をしたいですね。

---

**Column**　決めるのはお客様。そのための情報提供が登録販売者の役割

　筆者のもとには、新人登録販売者さんから「高血圧の人に売ってもいい風邪薬はどれですか?」「糖尿病の人が飲んでも安全な鎮痛薬はありますか?」という質問がよく届きます。しかし、そのお客様の病態を抜きに判断できませんし、注意すべきは薬の相互作用だけではありません。「この薬ならOK!」というシンプルな答えはないのです。

　とはいえ、使用上の注意の「してはいけないこと」に該当するなら販売しないと判断できますが、「相談すること」に記載されている基礎疾患については、対応に苦慮することも多いと思います。販売してはいけないわけではありませんから。市販薬を使用した際に起こりうるリスクや受診するメリットを丁寧にお伝えし、お客様と一緒に考え、お客様にも一緒に判断していただくといいですね。

　新人さんの中には、「使用の可否を自分が決定しなければならない」とプレッシャーを感じている人が多いかもしれません。「市販薬を使用するかどうか決定するのはお客様自身」ということを前提に、決定するための情報提供が登録販売者の役割であるという視点で、学習したり、接客をしていくとよいのではないでしょうか。

**事例** **糖尿病の持病がある人のめまい・立ちくらみ**

＊60代前半、男性

＊時々めまいや立ちくらみに悩まされている（症状が出やすいのは空腹時）

＊持病の有無：糖尿病の治療を受けていて、内服薬を服用中

＊服用中のその他の薬：膝関節の慢性的な痛みがあり、痛みがつらい時は市販の
　鎮痛薬（アスピリン）を服用

　クラクラするめまいと、立ち上がった時のふらつきが時々あり、食欲もないため、滋養強壮剤が欲しいとのご相談を受けました。糖尿病の治療薬を服用中とのことなので、薬の名称を確認したところ、「薬の名前はわからない」との返事（服薬中の薬の名前を覚えていないという人は少なくありません）。糖尿病の治療薬は血糖値を下げることを目的としているため、食欲がなく、食事が摂れていないとなると、低血糖に陥る可能性が予測できます。

　糖尿病治療薬を服用中の人は、お酒を飲んだ後や運動をした後なども低血糖に陥ることがあります。薬や運動などの影響がなくても、日常的に軽い低血糖が起こることは珍しくありません。この方の「クラクラするめまいや立ちくらみ」も、低血糖によるものである可能性を感じました。さらに、これは登録販売者という立場上、情報提供できない内容ですが、糖尿病の薬によっては、アスピリンとの併用で血糖値を下げる効果が強く出てしまうことがあります（膵臓の働きなどに影響するため）。

　糖尿病では、血糖値が上がることだけでなく、低血糖に陥ることも怖いため、食事を摂れていない場合は、できるだけ早く受診してもらう必要があります。このケースでは受診勧奨し、滋養強壮剤の販売はしませんでした。後日、「相談したおかげで、早めに受診できてよかった」とわざわざご報告に来てくださいました。

　このケースで注意しておきたいのが、糖尿病の患者さんは、血栓を防ぐ目的で低用量アスピリンを処方される場合があることです。アスピリンは、解熱鎮痛効果を目的とする時と、抗血栓効果を目的とする時とでは服用量が異なります。心筋梗塞や脳梗塞のリスクが軽減するというデータもあるので、アスピリンの併用が絶対にダメだというわけではないことも覚えておきたいですね。

# Column　お薬手帳の活用を提案しよう

　店頭では総合感冒薬や解熱鎮痛薬を販売する機会が多いですが、購入されるお客様に基礎疾患があり、医療用医薬品を服用中であるケースも珍しくありません。とくに、高齢者の客層が厚い店舗では、医療用医薬品を服用していない人のほうが少ないこともあります。市販薬を販売する際は服用中のお薬がないかどうかお尋ねしますが、自分が飲んでいる薬の名前や、何のための治療薬なのかをご存じない方が非常に多いことに驚きます。「お薬手帳」を持参していただくと対応がしやすいのですが、活用している方はまだまだ少ない印象です。

　また、「サプリメントなら副作用がない」「サプリメントで病気が治る」といった認識から、持病のある方が自己判断でサプリメントを複数使用しているケースもあります。健康維持のために、良かれと思って服用している方も多く、サプリメント購入時の注意喚起の必要性は、筆者も店頭で接客していたころから常に感じていました。

　サプリメントは医薬品ではありませんが、服用中の薬の作用に影響したり、持病そのものに影響することがあります。医療用医薬品を服用している方は、主治医に相談していただくのが望ましいですね。そして、市販薬やサプリメントを飲んだ時には、その商品名や成分名などを「お薬手帳」に記入する習慣をつけていただくことも大事です。商品の添付文書を手帳に貼っておくのもよいでしょう。

　一般の消費者にとっては、医療用医薬品も市販薬も覚えにくい名前が多いと思います。だからこそ、普段飲んでいる薬がすべて記録されている「お薬手帳」を常に持ち歩いて活用してもらえるといいですね。この習慣が定着すると、いざという時に役立ちます（大規模災害発生の避難時も「お薬手帳」を荷物の中に!)。市販薬の使用前に添付文書を読むこと、飲んだ市販薬の名前もお薬手帳に記録することの重要性を、店頭で地道にお伝えしていくのも登録販売者の役割の1つでしょう。

　また、医師に処方された薬に関して疑問（効かない、子どもが飲んでくれない、飲み合わせなど）があっても、医師への相談や受診をしたがらない方もいらっしゃいます。その薬を出してくれた調剤薬局の薬剤師さんに相談することも非常に有効ですし、必ず力になってくれると思いますので、店頭で医療用医薬品について聞かれた時は相談窓口としてお伝えしてみてください。

　登録販売者は、医療用医薬品とサプリメントの飲み合わせについて許可することはできませんが、飲み合わせリスクの情報提供や注意喚起はできます。そのための知識を身につけておきましょう。

# ⑨ クレームを減らす 一言アドバイス

クレームはできれば避けたいもの。販売時に「使用上の注意」を一言添えるだけでも、お客様からのクレームを減らす効果があります。

## 🍶 セルフ式店舗での情報提供の難しさ

　ベテランの登録販売者でも「クレーム対応が好き」という人はまずいないでしょうが、とくに新人にとっては怖く、緊張を強いられるものだと思います。クレームの対応についてはマニュアルを設けている企業も多いので、勤め先のルールに従うのが基本です。

　ただし、気をつけたいのが「すすめられて飲んだ薬が効かなかった」というような相談。これは「クレーム」ではありません。症状が改善せず、何度か継続して来店されるお客様もいます。困って相談に来られるわけですから、真摯に対応しましょう。

　接客業をしていると、理不尽な言い掛かりや、身勝手とも思える要望を受けることもしばしばあります。しかし、「使用上の注意を一言添えて販売していたら、このクレームは起きなかったかもしれない」と思える事例も多々あり、**コミュニケーションや商品知識によってクレームを防げる場合もある**ように感じます。ここでは、「使用上の注意」に関係するクレームについていくつか事例をご紹介したいと思います。

　下痢を止めたいからと、塩酸ロペラミドを配合した止瀉薬を購入したお客様がいました。自宅で開封して添付文書を読むと、「相談すること」の欄に「急性の激しい下痢または腹痛・腹部膨満・吐き気等の症状をともなう下痢のある人（本剤で無理に下痢を止めるとかえって病気を悪化させることがあります。）」との記載。しかし、「店頭ではそんな注意喚起をしてくれなかった。リスクがあるのなら、なぜ買う時に情報提供しなかったのか」とご立腹でした。実際、そのお客様は吐き気をともなう激しい下痢を起こしており、「もし、知らずに飲んでいたら悪化したかもしれないじゃないか！」と主張されていました。

　このケースで難しかったのは、セルフ式の店舗であったことです。セルフ式の店では、お客様自身で棚から市販薬を選び、レジで会計します。そのお客様も店頭でスタッフに相談することなく購入していたので、情報提供のチャンスがなかったともいえます。

しかし、「リスクがある薬なら、レジで精算する時にでも症状を確認するべきではないか」との指摘を受けました。止瀉薬の場合、薬で下痢を止めることで病状が悪化するケースがあるのは確かですから、お客様の指摘も一理あります。とはいえ、登録販売者以外のスタッフがレジを担当していた場合は、そうした声かけも難しい面があります。

## 「何かお困りですか？」の一声やレジでの一言アドバイス

他にもこんなケースがあります。

「温感湿布を剥がしてすぐにお風呂に入ったら、患部に火傷のような灼熱感があった。その後もしばらくヒリヒリした痛みが続いてつらかった」

⇒温感湿布は入浴の1時間ほど前に剥がすようお伝えしなければなりません

「イボ取りクリームを首にあるイボに塗ったら、赤くただれてしまった」

⇒「首などの皮膚のやわらかい部分には塗らないように」という使用上の注意を、販売時に伝えておけば回避できたでしょう

こうしたクレームは、店頭で適剤を選び、正しい使い方を伝えることができれば減ると思います。とはいえ、相談せずに購入されてしまうと対処しにくいのも事実。ですから、**レジでの一言アドバイスや簡単な質問で、少しでも販売に関わることが大事**です。長時間、薬棚の前で商品を眺めている人や、商品選びに迷っているような人には、**「何かお困りですか？」などと一声かける**ようにするといいでしょう。

また、ごく稀なケースですが、商品をおすすめした際に、「この薬が効かなかったら、あなたが責任を取ってね」と言われたことや、「飲んだ薬が効かなかったから返品したい」と言われたこともありました。このようなケースは安易に対応できませんので、店長の指示や店舗のマニュアルに従いましょう。販売する時に、**効き目を保証するような言い方をしないことや、「副作用はありません」などと言わないのは当然ですが、断定的な言い方はトラブルの原因になりやすい**ので、対応時の言葉遣いにも注意しましょう。

また、これもごく稀にではありますが、「購入した商品の味がおかしい」「成分が沈殿している（液剤など）」「いつもと色や味が違う」など、商品の品質に関する問い合わせやクレームが届くこともあります。商品の性質上、正常な範囲なのかどうかは店頭では判断が難しいため、メーカーに報告をして対応してもらうことが多くなります。こちらも店長の指示やマニュアルに従って対応しましょう。

# ⑩ 薬を売ったら終わりではない

新人時代は、商品を売った後で「この選択でよかったのか?」と不安になることもしばしばです。その後の経過、薬の効果を聞くチャンスは逃さずに。

## 「また来てください」の声かけが成長につながる

症状の聴き取りをして、商品を選択して、お客様が納得して購入されたら、ホッと一息つきたくなりますが、薬を売ったらそれで終わりではありません。「その商品の選択は本当に正しかったのか?」「症状はちゃんと治ったのか?」……気になりませんか?

筆者はとても気になったので、接客の最後に「何かあったら、また相談に来てください」「商品の使い方で困ったことがあったら、いつでも電話してください」という声かけをよくしていました。

とくに新人のころは、なるべく早く接客を終わらせたい心理から、お客様と深く関わることを避けたくなり、なかなか「また来て」と言えないかもしれません。また、店舗によっては、そもそも一人一人とじっくり関わることが不可能というケースもあるでしょう。

すべての登録販売者におすすめするわけではありませんが、「また来てください」という言葉は、症状や薬に対して不安を抱いているお客様にとって、安心できる声かけではないかと思います。期待した効果を得るためにも、販売時に正しい使い方などの情報提供を行いますが、それでも使用中に疑問や不安が生じることはあります。

**声かけをすると実際にまた来店する人は多かった**ですし、「あの薬効いたよ!」「まだよくならないから、今度は別の薬にしようかな……」などと、効果の報告や再度の相談を受けることもよくありました。こちらとしても声をかけた以上、また来店されることを想定して調べておかなければなりません。勉強しなければならない状況に自分を追い込む意味でも、有効ではないかと思います。

新人登録販売者からは、「接客が怖い」「接客が長引くと困る」という声をよく耳にします。「知らないことを聞かれたらどうしよう」「間違ったことを伝えてしまったらどうしよう」と不安が先に立つのは理解できます。それでも、**売った薬が効いた、効かなかったと**

いう情報や、相談が多い事例などを記録しておくことは、スキルアップする上で大きな財産になります。接客に自信が持てない新人の時こそ、積極的に「また来てください」と言ってみてください。そして、お客様との信頼関係を少しずつ築いていきましょう。

## 安心感を与える接客の例

- 「何かあったら、また相談に来てください」と声かけ
- 「商品の使い方で困ったことがあったら、いつでも電話してください」と声かけ
- 店内の他の資格者と情報共有

気になる接客事例や再来店の確率が高いケースは、その内容をスタッフ間で共有し、自分が店頭にいない時に来店されても対応できるようにする。

## Column　服用期間についてもアドバイスを

　市販薬は対症療法ですから、症状がつらい時に使用し、改善したら使用を止めるのが基本です。薬を服用しても頭痛や咳・鼻水などの特定の症状が長引いている場合もまた、使用を中止して医療機関を受診していただくようお伝えすることがあります。

　多くの商品の添付文書では、「〇日ほど服用しても改善しない場合は受診してください」と、市販薬を使用する期間の目安が記載されています。販売時の情報提供に役立てましょう。

　ビタミン剤や漢方薬などのように、一定期間服用を続ける薬もあります。慢性的な不調を改善したい場合は、1～2か月ほど服用していただくこともあるのですが、お客様から「改善した後も、そのままずっと飲み続けてもよいか？」と質問されることがよくあります。

　基本的には、ビタミン剤や漢方薬も不調や不快な症状が改善したら、服用をやめていただくようにします。服用をしながらご自身の体調をよく観察していただき、「よくなった」「回復した」と実感が得られた際には一旦服用するのをやめ、「薬を飲んでいない時の体の状態」も観察していただくといいですね。ビタミン剤や漢方薬は、服用をやめてみて「効いていたんだな」と実感することもあります。

　いずれにしても、医薬品の長期連用は肝臓や腎臓に負担をかけますから、適切な服用期間についてのアドバイスは重要です。

# ⑪ こんな時、どうしたらいい?

新人登録販売者が対応に苦労する代表的なケースと、その対処の仕方について、いくつかご紹介したいと思います。

## ① 「一番効く薬はどれですか?」という質問

風邪薬や鎮痛薬など、商品の種類が多い中で「一番効く薬をください」と言われることはよくあります。市販薬は症状に対して商品を選択するので、まず症状の聴き取りや基礎疾患の有無を確認する必要がありますが、それに答えてもらえないことも多いです。お客様が急いでいるといった事情もあるでしょうが、**「どの薬が効くかは、症状によって異なりますので、どのような症状なのか教えていただけますか?」** と聞いてみましょう。

## ② 「この薬、強いですか?」という質問

とくに、ステロイド成分配合の商品や鎮痛薬の相談で多い質問です。一般消費者の方は、薬について「強い」「弱い」といった表現を用いることがありますが、新人登録販売者が答えに詰まる質問ではないでしょうか。というのも、**「強い」という言葉は、「副作用がある」「効果が現れるのが早い」「効果が長く続く」など、人によって違う解釈をされる**からです。

「強い薬は嫌だ」と感じる背景には副作用への心配などがあると思われますが、実際には薬に関する知識が十分でないことによる漠然とした不安や恐怖感によるものです。薬の正しい使用法や使用上の注意、どんな時に使用を中止すべきなのかなど、きちんと情報提供することで、その不安は取り除けるはずです。薬の作用や副作用について、わかりやすく丁寧に説明するようにしましょう。

**事例** **一番効く強い痛み止めが欲しい**

＊20代、女性

＊毎月の生理痛がつらくて鎮痛薬を飲んでいるが、効く時もあれば効かない時も
ある。市販薬で一番効く鎮痛薬はどれか？　強い痛み止めが欲しい

　解熱鎮痛成分にはそれぞれ特徴があり、症状や体質などに応じて選ぶため、「これが一番効く」と一概に言うことはできません。鎮痛作用の作用機序（薬剤がその効果を発揮するための特異的な相互作用）は、鎮痛成分が中枢で痛みを感じにくくすることですが、イブプロフェンやアスピリンのように、中枢と患部（末梢）の両方に作用するものや、中枢だけに作用するアセトアミノフェンなど、成分によって違いがあります。

　以前、メーカーに問い合わせた際に、「アセトアミノフェンはプロスタグランジンの産生を抑える作用がないため、生理痛には効果が弱い」という回答を得たことがあります。効果がまったくないわけではないと思いますが、実際のところ、アセトアミノフェンでは強い生理痛には少々効果が弱いと思います。

　筆者自身は、大人の生理痛にアセトアミノフェン配合の商品をすすめることは、ほとんどありませんでした（アレルギーなどで他の成分を受け付けない人や、胃の弱い方などにはおすすめしましたが）。生理痛での鎮痛成分としては、イブプロフェンやロキソプロフェンナトリウム水和物が人気ですが、それぞれに長所と短所があります。イソプロピルアンチピリン（IPA）は、鎮痛効果は高いのですが、消炎効果はそれほど高くないので、「IPA＋エテンザミド」「IPA＋イブプロフェン」というふうに、他の成分と組み合わせることで短所を補っています。

　市販薬の場合、主成分の効果に若干の違いはあっても、一緒に配合する成分の量を調節することで、一定以上の効果が出るよう配慮されています。ですが、必ずしも全員が同じ効果を得られるわけでもありません。そのため、「どの薬が一番強い？　一番効く？」という問いに答えることは非常に難しいです。

　お客様の中には、「鎮痛薬をできるだけ飲みたくない」という意識から、「痛みが強くなって我慢できなくなったら飲む」という人もいます。しかし、**頭痛や生理痛は痛みが強くなってから服用しても効きにくい**ため、痛み始めた時に飲むのがベスト。飲むタイミングのアドバイスも、ぜひしてください。「どの薬が一番か？」よりも、「どの薬が自分に合っているのか？」という視点で商品を選び、効果的な服用方法を知ることが重要

だと思います。

## ③「飲んでいる薬が効きません」という相談

市販薬を使用しているが効果がないという問い合わせでは、まず**使っていた商品名と使用期間や症状の経過を確認**します。使用していた商品が合っていなかったケースも考えられるので、その場合は症状に合った商品を提案しましょう。

一方、出ている症状が重いために市販薬では効果が得られていないこともあります。基本的な目安として、**市販薬を使って数日経過しても効果が得られない（もしくは悪化する）時は、医療機関を受診**してもらいましょう。日数や回数の目安は、添付文書に記載されています。また、判断材料のために、商品知識と病態の知識を身につけておく必要もあります。

## 事例 液体水虫薬を使用して赤みが強くなった

＊40代、男性
＊2か月前に皮膚科で水虫と診断され、現在は市販の液体水虫薬を使用中
＊ここ数日は患部の痛み、赤みが強くなっている気がするが、薬が合っていないのか？

「薬を塗ってもよくならない」「塗ったら余計にかゆくなった」「ヒリヒリして痛みが強くなった」など、薬を塗ったのに改善しないケース、余計に症状が悪化するというケースは時々あります。たとえば、感染症にステロイド剤を塗った場合などは悪化します。他にも、虫刺されなどで液体のかゆみ止めを塗ったら余計にかゆくなった、または患部が赤くただれてしまったということもあります。

液体タイプの外用薬を使っていて、「塗ったら、ひどくなった……」という相談も時々受けます。液体の場合、薬剤を均一に溶かすためにアルコールが配合されていることが多く、アルコールにかぶれて「薬で悪化した」と感じる人もいます。症状にもよりますが、基剤の選択が症状の悪化や痛み・かゆみの発生に影響することがあるので、「どんな商品を使っていたか？」を確認するとヒントが得られるでしょう（アルコール、クロタミトン、リドカインなどもかぶれやすい）。

　また、人によっては薬効成分にアレルギー反応を示すこともあります。過去に薬を塗って同じように悪化したことがないか、使用歴も確認してみてください。症状が悪化した原因が、「化膿なのか？」「感染症なのか？」「薬剤にかぶれているのか？」によって、対応が変わるので、見極めに自信が持てない場合は受診勧奨が無難です。

　この男性の場合は、すでに病院で水虫の診断を受けていました。ジュクジュクした水虫（皮がめくれていて、痛みがもともとあった）に液体の水虫薬を使用しており、用法・用量が1日1回の使用とされているにもかかわらず、朝晩の2回使用していたことも判明。薬剤のアルコール刺激や過剰な使用回数で患部がかぶれてしまったと考えられました。その旨を説明した上で軟膏タイプの商品をすすめました。

　また、薬の使用回数は1日1回を守ること、回数を増やしても効果は倍増しないこと、悪化したら皮膚科を受診することも情報提供しました。

## ④お客様が訴える症状の見当がつかない

　慢性的な倦怠感や不眠、のぼせ、冷え、立ちくらみ、手足のしびれ、食欲不振、吐き気、めまいなど、いわゆる「不定愁訴」と呼ばれる症状は、新人登録販売者にとって苦手な事例の1つです。

　不定愁訴への対応では漢方薬を活用することが多くなりますが、店舗によって取り扱うアイテム数に差がありますし、症状の他に飲む人の「証」を確認するなど独特な見方をするので、非常に奥が深い分野です。まずは店舗にある漢方薬の処方の適応症や、配合されている生薬などについて学習していきましょう。

　また、「風邪で熱と咳があって、下痢もしている」というように、複数の症状が出ている場合も、お客様の状況を捉えるポイントがわからず対応に困ることがあるでしょう。**症状が多い時は、「最もつらい症状」と「2番目につらい症状」を聴き取って、ある程度範囲を絞ってみる**とよいでしょう。

　症状の見当がつかないのは、病態の知識不足のせいでもあるので、わからなかったことはその都度調べて記録しておきましょう。

＊50代、男性

＊疲労感が強く、寝てもスッキリしない。疲労回復に効果のある薬があれば飲みたい

＊眼の疲れ（かすみ目）、肩こり、足腰の冷えがある

＊食欲はあるが、脂っこいものは食べられなくなり、スタミナ不足を感じる

　疲労の原因の多くは「休息と栄養の不足」です。しかし、ある程度の年齢になってくると、休息してもなかなか疲れが取れなくなってきます。慢性的な疲労感や倦怠感の相談は、40〜50代のお客様から多く受けます。また、栄養不足というよりは、逆に栄養過多になっている人もわりと見受けられます。

　中年以降の疲労は、代謝の低下、ホルモンバランスや自律神経の乱れなど、体の内部の機能が低下することで長引く傾向があります。症状の特徴としては、むくみ、めまい、肩こり、のぼせ、冷え、頻尿、不眠、動悸など、いわゆる「不定愁訴」と呼ばれるものです。

　このお客様の場合、提案の選択肢がいくつか考えられました。まず、**ビタミン・ミネラル製剤**です。代謝を助けるという意味で、ビタミンやミネラル製剤が非常に効果的なケースがあります。人間は食事から栄養を摂り、体内で代謝してエネルギーに変えるわけですが、その代謝にビタミンやミネラルが欠かせません。過度な飲酒や暴食など不摂生な生活をしていると、ビタミン・ミネラルも多量に消耗することになり不足しがちになります。

　加工食品やインスタント食品を多く摂っていると、とくに微量ミネラル（鉄、亜鉛、クロム、セレン、マンガン、銅など）が不足しやすくなるので、それらを配合したビタミン・ミネラル製剤をすすめることがよくありました。

　次に検討したのが漢方薬の**八味地黄丸**。頻尿のお薬のイメージが強いですが、中年期の疲労回復にも効果があります（ただし、漢方薬の場合は「証」や「しばり」が合っていることが前提）。疲れやすい、やる気が出ないという症状を訴える方におすすめしていました。

　さらに、**プラセンタ製剤**も選択肢の1つとなりました。プラセンタ製剤は、ホルモンバランスや自律神経の乱れに効果的といわれています。更年期の女性だけでなく、お酒

を飲む機会の多い男性にもよくおすすめしていました。プラセンタ製剤は、更年期やリウマチなどいくつかの疾患で、病院で処方される際に保険が適用されるようになっています（病院では注射や点滴で使われることが多いです）。リピート率の高い商品で、意外に多かったのは「二日酔いに効いた」という声。飲酒前に飲むと二日酔いしにくいということで、プラセンタのドリンク剤は男性のリピーターも多かったです。

この方の場合は、以前、ビタミン剤を飲んでみたが効果がなかったとのことで、漢方薬を選ばれました。かすみ目がとくにつらいとのことで、八味地黄丸を購入。「2週間ほど服用して効果が感じられない時はもう一度ご来店ください」とお伝えして、接客を終了しました。

## ⑤商品の「効能・効果」に記載されていない症状

添付文書の効能・効果に記載がない症状に対して、その商品をすすめてもよいかどうか迷った経験のある登録販売者も多いと思います。**基本的に、添付文書に記載がない使い方はできません。**

たとえば、「原因のわからないめまいを抑えるために、トラベルミンをおすすめしてもいいか？」という質問を受けたことがあります。トラベルミンの効能・効果には「乗り物酔いによるめまい・吐き気・頭痛の予防及び緩和」と記載されていますので、乗り物酔いが原因でなければおすすめできません。「めまい」「頭痛」といった症状だけでなく、それが何に由来するものなのかもしっかり確認しましょう。

また、サプリメントの効き目をたずねられることがありますが、サプリメントは効能・効果を謳えないものなので、病気の症状に効果があるというような返答や情報提供はできません。こちらも注意しましょう。

## ⑥特定の薬を長期連用している人への対応

咳止め薬など、濫用のおそれのある成分を配合する商品については、販売の際の本数に制限が設けられています。依存性のある成分が配合された商品を長期にわたって連用していると、本人の意思だけで使用を止めることが難しくなります。登録販売者が店頭でできることは限られると思いますが、濫用が疑われる人にはそのリスクを説明する、毅然とし

た態度で販売を断るなど、店舗としての対応を決めておくとよいでしょう。**1人で判断するのではなく、店舗の従業員で統一した対応をとる**ことがポイントです。

　咳止め薬以外にも、便秘薬や睡眠改善薬、鼻炎薬、解熱鎮痛薬、総合感冒薬など、市販薬全般で特定の商品を長期間連用している事例に遭遇することが多々あります。対症療法を目的とする市販薬は、基本的には症状がある時に使用するものです。しかし、「便秘薬を服用しないと排便できなくなった」「点鼻薬をスプレーしてもすぐに鼻がつまる」「風邪薬を毎朝飲まないと気分がスッキリしない」など、さまざまな理由で市販薬を長期連用している人がいます。心理的な依存などから使用を止められない状態に陥っている人もおり、繰り返し同じ商品を購入する人に対しては、適切なアドバイスが必要でしょう。

**「お薬の効き目で、何か困っていることはありませんか?」といった声かけから始める**とよいと思います。こちらのアドバイスに耳を貸してもらえないケースもありますが、消費者が安全に市販薬を使用するのをサポートするのが登録販売者の役割。無関心であってはいけません。そもそも連用によるリスクを知らない人もいるので、症状の聴き取りを行いながら、丁寧に情報提供をしましょう。

### 事例　便秘薬を大量購入する女性客

＊20代、女性
＊240錠入りの大容量の便秘薬をほぼ毎週購入している
＊顔色が悪く、痩せ型、肌の乾燥が目立つ

　毎週のように大容量の便秘薬（大腸刺激性）を購入する女性のお客様がいらっしゃいました。連用の可能性が高いと思われたため、何度か声をかけてみましたが、嫌な顔をされてしまい、なかなか話をすることができませんでした。それでも、くじけずに声をかけ続けていたところ、ある時、「便秘薬を飲むのをやめられないんです……」と本音を話してくださいました。

　1年ほど前にダイエット目的で便秘薬を飲み始め、毎日飲むことで体重が落ち、10キロほど減量できたそうです。しかし、「飲むのをやめたら、また太るのではないか」という不安から、服用がやめられません。しかも、用法・用量のとおりでは効き目が得られなくなり、現在は一度に何十錠も飲んでいるとのこと。体は痩せ細り、顔色も悪く、肌はくすんでいました。

　まず、ダイエットに下剤を用いるのは間違いであるということと、大腸刺激性の便秘薬を長期間使用し続けることによる体への影響を説明し、少しずつでいいので錠数を減らす努力をしていくようお伝えしました。しかし、太ることへの恐怖感が非常に大きく、ただ便秘薬の錠数を減らすだけでは容易に解決しないと感じたため、ご家族の方と一緒にご来店いただくようお願いしてみました。後日、一緒に来店されたお姉様にも同様の内容をご説明。その後、家族のサポートを得ながら医療機関での治療を受けることになったと、ご報告をいただきました。

## Column　　　　薬は「接客」で売るもの

　一昔前までは、市販薬は店のカウンターの内側に陳列されていて、資格者がカウンター越しに手渡す売り方が主流でした。市販薬を「OTC」と呼ぶのは、「Over The Counter」からきているのはご存じだと思います。現在は、医薬品をお客様が自由に手に取って購入できる、いわゆるセルフ式の店舗が多くなっています（ただし、第1類医薬品はカウンター内に保管・陳列されることになっています）。

　セルフ式の店舗が増えたことで、商品を手に取ってからレジで精算するまで、資格者と一度もやりとりせずに薬が買えるようになりました。インターネットでも医薬品が販売されていることも考えると、資格者とお客様の関係は昔よりも希薄になっています。医薬品売り場がまったくの無人で、「登録販売者に御用の方はこのボタンを押してください」と張り紙がされている店、登録販売者がずっとレジ業務や他の売り場での作業に就いていてお客様が相談しづらい店舗なども、残念ながら少なくありません。

　経営面から考えると、登録販売者を薬の売り場に常駐させるのは、コスト的に難しいという事情があるのは事実です。しかし、無人の薬売り場は、「当店は相談に応えられません」と表明しているように受け取られかねず、利益もリピーターも逃すことになります。医薬品は安ければ売れるというものではなく、ほとんどの人が「目的買い」です。風邪をひいているのに「下痢止めのほうが安いから下痢止めを買おう」という人や、「今日は鎮痛薬が安かったから、たくさん飲める」などと考える人はいないでしょう。

　風邪薬や鎮痛薬を目的に来店したら、さまざまな種類や価格の商品がある。さて、自分はどれを買うのがベストなのか？　と迷った時に相談できるスタッフがいないと、お客様は「一番安い商品」や「テレビCMで見たことがある商品」を選びがちになります。そうすると、粗利のほとんどない格安商品ばかりが売れたり、会社にとって利益率の高いPB商品を売り逃したりすることになり、

利益に結び付きません。

　逆に、資格者が売り場にいれば、風邪薬を買う人にドリンク剤を数本プラスして販売して客単価をアップしたり、PB商品を紹介して販売したりできます。

　何より登録販売者が売り場に常駐してお客様に対応すると、間違った薬選びをせずにすみ、クレームを防ぐことにもなります。実際に誤った薬の選び方や服用をしている人は多く、大人用の鎮痛薬の錠剤を砕いて子どもに飲ませていたり、水虫にステロイドの軟膏を塗っていたり、驚くような事例を目にします。

　以前、特定の胃腸薬を頻繁に買う60代の女性に話を聞いたところ、「この薬を飲むと咳が止まるの」と連用していることがわかりました。「これは胃腸薬だから咳には効きませんよ」と伝え、念のために「胸のあたりが焼けるような感じがすることもありますか?」と聞いてみると、「ある」との返事。逆流性食道炎による咳の可能性を考え、内科の受診をアドバイスしました。予想どおり逆流性食道炎が判明し、処方薬の服用で咳も胸やけも治まったとのことでした。その女性は腎臓機能にも問題があり、そのまま胃腸薬を飲み続けていたら、さらによくない結果になっていたかもしれません。店頭に立っていると、こういった事例にいくつも遭遇します。

　商品を買う時に相談できる店か、何かあった際に質問に答えてくれる店かどうか、消費者はしっかり見ています。白衣を着た店員が、薬棚の前で薬を手に取ってお客様と話している光景は、周囲のお客様にも「この店は相談にのってもらえる店だ」という安心感や信頼感を与え、リピーターもつきやすくなります。

　また、スタッフが売り場に常駐することは、万引き防止など他にもメリットがたくさんあります（筆者の経験では、無人の医薬品売り場で発生する万引き被害は、1日で数万円の日もあるなど大きなものでした）。

　登録販売者制度がスタートしたころ、スーパーやホームセンターによる医薬品販売への新規参入が相次ぎましたが、昨今はその事業を縮小している企業も目にします。こうした売り場では資格者が常駐していないケースも多く、お客様は適正な薬選びができない→登録販売者は接客機会が少なくスキルアップできない（人材が育たない）→結果的に店舗の利益が薄くなる→さらに資格者の売り場への常駐が難しくなる……というマイナスの連鎖が起きているような気がします。

　薬は接客をして売るもの。棚に並べているだけでは利益が出ません。時代が移り変わっても、これは変わらない気がします。

第 3 章

# 実務に直結する勉強法

仕事をしながらの勉強は、
「すぐに役立つ知識から覚える」
&
「覚えた知識を現場で実践」
の繰り返しが効率的です。

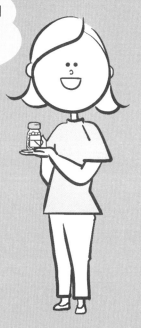

# ① 覚えるべき知識の優先順位

店頭に立つようになったら、よく売れている商品、自社のプライベートブランド商品など、接客で説明する機会の多いものから勉強しましょう。

## 覚えたぶんだけ自信を持って接客できる

基礎から始めて徐々に掘り下げていくのが、理想的な勉強法であるのは言うまでもありません。登録販売者の場合、成分や薬理学、解剖生理学、法律などの基本から学習し、実際の接客を通して病気や薬の使用に関する知識を習得するのが理想的な行程でしょう。

しかし、すでに店頭に立って接客業務をしている登録販売者にとって、「基礎からじっくり」という方法はあまり実践的ではありません。毎日のようにお客様からの質問や相談に応えなければならないのですから、**店頭ですぐに役立つ知識から優先して覚えていくのが効率的**です。もちろん、系統立った基礎知識も並行して学ぶ必要があります。

土台となる基礎知識と毎日の接客ですぐに役立つ実践的な知識の両方を習得するといっても、その学習方法がわからないと悩む人も少なくありません。

第1章で、登録販売者が最初にやるべきこととして、「自店の取り扱い商品の把握」を挙げました。小規模の店舗でも扱うアイテム数がとても多いので、一度に全部を覚えるのは困難です。そのため、まずは**「よく売れている商品」**や**「問い合わせの多い商品」**から勉強を始めます。こうした商品の知識は「すぐに役立つ知識」でもあるので、覚えたぶんだけ自信を持って接客できる機会が増えます。

参考までに、医薬品について勉強する際の優先順位の一例を右ページに紹介します。登録販売者試験は夏から秋にかけて行われるため、合格発表を終えて従事登録をするのは一般的に12〜2月になるでしょう。新人が資格者として店頭に立ち始めるのが冬期の場合が多いため、その時期に需要が高まる風邪薬や解熱鎮痛薬、胃腸薬（忘新年会などで飲みすぎ、食べすぎによる胃腸トラブルが増える）の優先度を高くしてみました。商品の売れ筋は店舗の特徴や季節によって変わるので、自分に合った優先順位を考えてみてください。

## ♡ 覚えるべき医薬品の優先順位の例（冬期の場合）

① 総合感冒薬

配合されている成分の種類が少ない（1〜4種類程度）ため勉強しやすいカテゴリ。まったく実務経験のない人は、風邪薬より解熱鎮痛薬からスタートするのがおすすめ。

② 解熱鎮痛薬

③ 咳止め薬

咳のタイプによって選択する商品が違うため、まず咳のタイプ（乾いた咳、痰がからんだ咳など）やどんな場合に咳症状が出るのか（風邪、気管支炎など）を理解しておく。

④ 鼻炎薬

⑤ 胃腸薬

カテゴリが非常に広く、水虫や乾皮症、虫刺され、しもやけ、あせも、皮膚炎、にきびなど、季節によっても売れる商品が違う。

⑥ 皮膚病薬

⑦ 止瀉薬

⑧ 便秘薬・痔の薬

種類がとても多いため、お客様から「どれがいいの?」とよく聞かれるカテゴリ。

⑨ 目薬

⑩ 外用消炎鎮痛薬（湿布薬）

湿布薬の他に、塗り薬や磁気治療器（ピップエレキバンなど）やお灸などさまざまな商品がある。

⑪ 生活改善薬（頻尿や膀胱炎、更年期症状などの薬、睡眠改善薬など）

⑫ 滋養強壮剤（ビタミン剤、栄養ドリンク剤など）

①〜⑤は優先的に覚えたほうがいいですが、⑥以下も店舗によっては順位が高くなります。また、特定のカテゴリを学習中であっても、接客で他のカテゴリの薬について問い合わせを受けたら随時調べて覚えていきましょう。

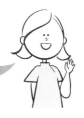

# ② 商品知識を覚えるコツ

医薬品の知識は、メーカーの公式サイト、商品の添付文書や医薬品事典などを活用して、「症状」「成分」「効能・効果」を関連付けて覚えましょう。

## 膨大な数の商品をどうやって覚える?

　試験勉強では、市販薬の成分知識を一通り学習したと思います。試験対策の勉強はどうしても**暗記**になりやすく、受験時にすでに成分の作用や性質まで深く**理解**していたという新人登録販売者さんは少ないのではないでしょうか。

　たとえば、イブプロフェンが解熱鎮痛成分であることは知っていても、その詳しい薬理作用や副作用、服用に注意が必要な人などの情報までは自信がないという場合、基礎疾患を抱えたお客様からのご相談には、応えるのが難しいでしょう。

　また、**市販薬の多くは、1つの商品に数種類の成分が含まれており、その成分構成から商品全体の特徴を捉える**必要があります。つまり、配合成分それぞれの作用や性質を理解することで、商品の効果やメリット・デメリットなどがわかるようになりますから、成分の知識については合格後に徹底的に復習しておく必要がありますね。

　そうして成分の知識を積み上げたら、次は商品知識の習得に取りかかります。商品知識については、試験では一切出題されませんから、こちらも合格後に自分自身で勉強する必要があります。

## 販売頻度の高い商品から、少量ずつ、深く学ぶ

　商品の情報は、製薬会社の公式サイトに添付文書とともに詳しく載っています。とはいえ、店頭には数百種類もの商品があり、それらを一気に学習するのは難しいでしょう。

　そこで、まずは勤務する店舗での、**①回転の速い商品、②陳列棚でフェイスを多くとっている商品、③お客様からの質問等が多い商品**について、カテゴリ別に情報収集しましょう。①～③は「売れ筋商品」でもありますから、レジや発注、品出しなどの業務を通じても把握できると思います。実務経験がほとんどない登録販売者は、商品の名称を覚えるだ

## 製薬会社のサイトで商品情報を確認

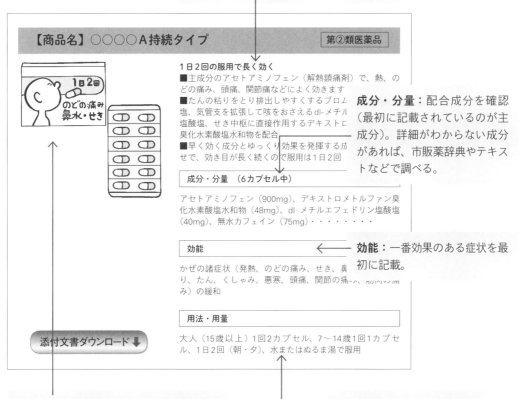

**商品概要：**商品の特徴が簡潔にまとめられているので、接客で説明する時の参考にする。

【商品名】○○○○Ａ持続タイプ　　第②類医薬品

**1日2回の服用で長く効く**
■主成分のアセトアミノフェン（解熱鎮痛剤）で、熱、のどの痛み、頭痛、関節痛などによく効きます
■たんの粘りをとり排出しやすくするブロム塩、気管支を拡張して咳をおさえるdl-メチル塩酸塩、せき中枢に直接作用するデキストロ臭化水素酸塩水和物を配合
■早く効く成分とゆっくり効果を発揮する成分せで、効き目が長く続くので服用は1日2回

**成分・分量：**配合成分を確認（最初に記載されているのが主成分）。詳細がわからない成分があれば、市販薬辞典やテキストなどで調べる。

**成分・分量（6カプセル中）**
アセトアミノフェン（900mg）、デキストロメトルファン臭化水素酸塩水和物（48mg）、dl-メチルエフェドリン塩酸塩（40mg）、無水カフェイン（75mg）・・・・・・・

**効能**
かぜの諸症状（発熱、のどの痛み、せき、鼻り、たん、くしゃみ、悪寒、頭痛、関節の痛み）の緩和

**効能：**一番効果のある症状を最初に記載。

**用法・用量**
大人（15歳以上）1回2カプセル、7～14歳1回1カプセル、1日2回（朝・夕）、水またはぬるま湯で服用

添付文書ダウンロード⬇

**商品画像：**実際のパッケージや剤型の画像で特徴（カプセルや錠剤の色。中身が液体なので早く溶けるなど）を確認。

**用法・用量：**年齢の制限や用法・用量を確認。添付文書も読んでおく。

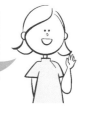

「どんな勉強から始めたらいいですか？」と質問されたら、筆者は「今日、接客の中で困ったことがあれば、まずはそれを調べてみてください」と答えています。知識を増やすには、その繰り返ししかないのです。

けでも一苦労ですが、**地域や店舗によって人気の高い商品はある程度固定**しています。回転の速い商品（＝人気の高い商品）から優先的に取りかかってください。

34ページで「パブロン」シリーズのさまざまな分類の例を紹介しましたが、同じように「総合感冒薬」「解熱鎮痛薬」「鼻炎薬」といったカテゴリごとに、「主成分別」「使用年齢別」「効能・効果別」などいくつかのグループに仕分けてみましょう。その際、ぜひ**紙に書き出す**ようにしてください。視覚のみで得た情報は忘れやすいですが、書くという作業をすることで記憶の定着が格段にアップします。総合感冒薬や解熱鎮痛薬などは似たような成分構成の商品が多く、「違い」がわかりにくいのですが、仕分けて書き出してみると個々の特徴が捉えやすくなります。

成分別や使用年齢別、効能・効果別などに仕分けたら、次はその時期に**よく売れている**

## ♡ 3つの商品を選んで徹底比較（例：のどの痛みをともなう咳）

| 商品名 | 効能・効果 | 成分（配合量は15歳以上のもの） |
|---|---|---|
| **クラシエ桔梗湯内服液**<br>（クラシエ製薬） | 体力にかかわらず使用でき、のどが腫れて痛み、時に咳が出るものの次の諸症：扁桃炎、扁桃周囲炎 | （1日服用量）<br>桔梗湯抽出液：81ml<br>（キキョウ2g、カンゾウ3gより抽出） |
| **ベンザブロックせき止め液**<br>（武田コンシューマーヘルスケア） | のどの痛みをともなう咳・痰 | （**1回服用量**）<br>ジヒドロコデインリン酸塩：5mg<br>dl-メチルエフェドリン塩酸塩：12.5mg<br>グアイフェネシン：50mg<br>セネガ流エキス：0.1ml<br>（セネガ100mgより抽出）<br>トラネキサム酸：70mg |
| **銀翹散エキス顆粒A クラシエ**<br>（クラシエ製薬） | 風邪によるのどの痛み・口（のど）の渇き・咳・頭痛 | （1日服用量）<br>銀翹散エキス粉末：5900mg<br>（キンギンカ・レンギョウ各4.26g、ハッカ・キキョウ・カンゾウ各2.556g、タンチクヨウ・ケイガイ各1.704g、タンズシ・ゴボウシ各2.136g、レイヨウカク0.132gより抽出） |

**商品やメジャーな商品などを2～3個ずつ選び出して徹底的に調べてみましょう。**店頭にある総合感冒薬を網羅するのは難しくても、3商品に集中すれば比較的スムーズに進むはずです。

　選んだ3商品について、製薬会社が公開している商品情報や添付文書から、必要な情報をノート等に書き出してまとめましょう。最初に選んだ3商品についてしっかり理解できたら、また次の3商品を選んで同じように調べます。その3つを終えたらまた次の3つ……という具合に少量ずつ深く学習することが、結果として早い習得につながります（6～8か月ほどで商品知識を網羅できます）。

　そして、学習した商品はすぐに、実際の接客場面でお客様に提案してみましょう。インプットとアウトプットを繰り返すことで、より効果的に商品知識が身につきます。

| 用法・用量 | 商品の特徴 |
|---|---|
| ● 食前または食間によく振ってから、ひと息に飲まず、うがいしながら服用<br>**1回量（1日3回）**<br>15歳以上：1本<br>15歳未満：服用しないこと | ● 咳と痰、のどの痛みに。<br>● 爽やかな味で飲みやすい。<br>● **体力に関係なく服用できる。**<br>● 15歳未満は服用できない。 |
| ● 服用間隔は4時間以上<br>**1回量（1日3回。必要な場合は4回まで）**<br>15歳以上：10ml<br>12～14歳：6.5ml<br>12歳未満：服用しないこと | ● **トラネキサム酸**を配合した**シロップ剤**。<br>● 甘さを控えた、飲みやすいメントール味。<br>● 1日4回まで服用可能。<br>● 12歳未満は服用できない。 |
| ● 食前または食間に水または白湯で服用<br>**1回量（1日3回）**<br>15歳以上：1包<br>7～15歳未満：1/2包<br>5～7歳未満：1/4包<br>5歳未満：服用しないこと | ● **のどが腫れて痛む風邪の咳、頭痛**などに。<br>● 5歳から服用できる。 |

3つ選んで比較するだけでも、それぞれの商品に特徴があることがわかります。

# ❸ 症状から商品を選べるようになるには？

適切な商品を選ぶには病態の知識が欠かせません。症状の特徴や起きる仕組み、対応する成分や副作用、受診勧奨の目安など、焦らずじっくりと学んでいきましょう。

## 💊 病気や人体のメカニズムの理解がカギ

　商品情報は各製薬会社の公式サイトに掲載されているので、情報収集にはそれほど苦労しませんが、難しいのは病気や人体の仕組みに関する知識です。市販薬の効能・効果の欄は「疾患名」ではなく**「症状」で記載**されていますから、適切に商品を提案したり、受診勧奨を行ったりするには、その症状が起きる原因やメカニズムについて学習する必要があります。

　登録販売者試験では、人体の仕組みについて少しは触れていますが、病気や症状について学ぶことはほとんどありません。それでも店頭では、お客様がつらい「症状」を訴えてきます。その**症状の原因やメカニズムを理解できなければ、商品にたどり着くことができない**のです。

　病気や人体の仕組みを解説した書籍は数多くありますが、薬学部生向けのテキストなどは初心者には難解ですし、範囲も広すぎてどこから手をつけたらいいかわかりにくいでしょう。筆者の新人時代は、薬剤師や看護師など他の専門職向けのテキストを使って学ぶしかなかったので、かなり苦労しました。近年は登録販売者向けの書籍が出ていますので、説明のわかりやすさやボリュームなど、自分にとって勉強しやすいものを選んでください。

　店頭でお客様から**質問されて答えられなかった事例や珍しいと感じた事例などを、その都度調べる**ことも勉強のコツです。たとえば、「胃の病気や症状」について漠然と調べるよりも、「胸やけが起こるのはなぜ？」「空腹時に胃痛が起こる場合、どんな病気が考えられるか？」というように、具体的な疑問であるほうが調べやすくなります。

　そして、**疑問点はその日のうちに調べて解決しておく**のがベストです。接客時に困ったり焦ったりしたことは印象に残りやすく、知識も定着しやすいものですが、「週末にまとめて調べよう」「今週は時間がないから来週に」と先延ばしにするうちに、その効果は薄

れてしまいます。調べものはなるべく溜め込まないほうがいいでしょう。

　調べたことがデータとして蓄積されれば、昨日まで対応に困っていた事例にも、明日には応えられるようになるはずです。薬や病気、人体に関する知識は膨大なので、こうして使用頻度の高い知識から地道に増やしていくしかありません。

## ♡ 症状の原因やメカニズムの整理の仕方（例：鼻症状）

症状や人体の仕組みを
簡潔に整理。

### 鼻症状が起きる仕組み

● 鼻症状（鼻水、くしゃみ、鼻づまりなど）のほとんどは、ヒスタミンによって引き起こされる。
　風邪ウイルスが鼻粘膜に感染 → **ヒスタミンを分泌** → くしゃみ中枢を刺激 → くしゃみ
　　　　　　　　　　　　　　　　　　　　　　→ 鼻粘膜の血管が拡張 → 鼻づまり
● ヒスタミンによる知覚神経への刺激が副交感神経に及ぶと、鼻汁分泌も増える。鼻汁分泌の指令を伝達するのは**アセチルコリン**なので、鼻炎薬には**抗ヒスタミン成分**や**抗コリン成分**が用いられる。

### 鼻症状の種類

■風邪による鼻症状（急性鼻炎）
● **風邪の症状の1つとして現れる鼻水やくしゃみ、鼻づまり（鼻風邪）。**
● 鼻の違和感（ムズムズ感）やくしゃみが出始め、初期の鼻水は水様のもの。風邪の進行とともに鼻水に粘り気が増し、鼻づまりも起きやすくなり、1週間ほどで治るのが一般的。

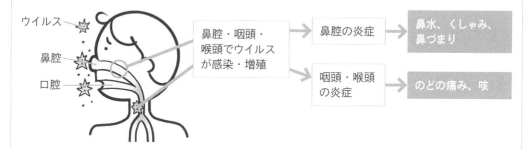

■アレルギー性鼻炎
● 体の防御システムにより、**異物（アレルゲン）に対して過敏に反応することで起こる**疾患。
　アレルゲンが鼻粘膜に付着 → アレルゲンが肥満細胞の抗体とくっつく
　→ 再びアレルゲンが侵入した際にアレルギー誘発物質（ヒスタミンなど）が放出
　→ アレルギー反応（鼻水・くしゃみ・鼻づまり）
● 通年性アレルギー性鼻炎（ハウスダストやカビなど季節に関係なく起こる）と季節性アレルギー性鼻炎（花粉症など毎年一定の時期に起こる）がある。

比較ポイントを整理。

|  | 風邪の鼻症状 | アレルギー性鼻炎 |
|---|---|---|
| 発熱 | ともなうことが多い | 一般的にともなわない |
| 鼻水 | 初期は水様、徐々に粘性の高い鼻水に変化 | 水様の鼻水がたくさん出る |
| 症状が続く期間 | 約1週間 | 通年性：1年を通してしばしば<br>季節性：毎年同じ時期に1～2か月 |
| 既往歴 | とくに関連なし | 喘息、アトピー性皮膚炎などのアレルギー症状 |
| 不随症状 | 倦怠感、咳、のどの痛みなど | 目のかゆみ |
| 治療薬 | 抗ヒスタミン成分、抗コリン成分 | 主に抗アレルギー薬 |

■副鼻腔炎
- ●風邪によって、副鼻腔にまで炎症が及ぶケース。急性副鼻腔炎（風邪による場合）は自然に治ることがほとんどだが、長引いて慢性副鼻腔炎（蓄膿症）へ変化することもある。
- ●もともとアレルギー性鼻炎の症状がある人や、鼻中隔弯曲症など鼻の構造上の異常がある場合などは、慢性副鼻腔炎が起こりやすくなる。
- ●**鼻水から膿のような臭い、頭痛をともなう**等の症状は、耳鼻科の受診勧奨。

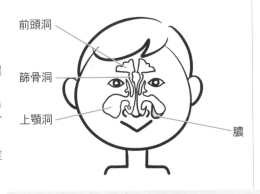

前頭洞　篩骨洞　上顎洞　膿

**鼻炎薬に含まれる成分の種類と特徴**

商品の「効能・効果」を参照しながらまとめる。

■症状に対応する成分と作用

| 鼻水・くしゃみ・鼻づまり | 抗ヒスタミン成分：ヒスタミン受容体をブロックし、鼻症状を抑える<br>抗コリン成分：アセチルコリンの働きをブロックして鼻水の分泌を抑える<br>ケミカルメディエーター遊離抑制薬：ケミカルメディエーターの放出を抑制してアレルギー症状を抑える |
|---|---|
| 鼻づまり | アドレナリン作動成分：血管収縮により粘膜の炎症を鎮める |
| 頭重 | カフェイン類：鼻炎にともなう頭重感を和らげる |
| 鼻粘膜の痛み・かゆみ | 局所麻酔成分：知覚神経を麻痺させて、痛みやかゆみを緩和（点鼻薬に配合） |
| 鼻粘膜の炎症や痛み | 抗炎症成分：鼻粘膜の腫れや痛みを緩和 |

■鼻炎薬に含まれる主な成分名

| 第一世代<br>抗ヒスタミン成分 | ジフェンヒドラミン塩酸塩／クロルフェニラミンマレイン酸塩／クレマスチンフマル酸塩／カルビノキサミンマレイン酸塩（パブロン鼻炎カプセルSα）／トリプロリジン塩酸塩　など |
| --- | --- |
| 第二世代<br>抗ヒスタミン成分 | メキタジン（アルガード、ストナリニ・ガード）／アゼラスチン塩酸塩（ムヒAZ錠）／ケトチフェンフマル酸塩（ザジテンAL鼻炎カプセル）／フェキソフェナジン塩酸塩（アレグラFX、アレルビ）／エピナスチン塩酸塩（アレジオン）／セチリジン塩酸塩（コンタック鼻炎Z、ストナリニZ）／エバスチン（エバステルAL）など |
| 抗アレルギー成分 | **クロモグリク酸ナトリウム**（エージーノーズアレルカット）／ペミロラストカリウム　など |
| 抗コリン成分 | ベラドンナ総アルカロイド／ヨウ化イソプロパミド　など |
| アドレナリン作動成分 | プソイドエフェドリン塩酸塩／フェニレフリン塩酸塩／メチルエフェドリン塩酸塩／**テトラヒドロゾリン塩酸塩**／**ナファゾリン塩酸塩**／**オキシメタゾリン塩酸塩**　など |
| 抗炎症成分 | グリチルレチン酸／カンゾウ　など |
| 局所麻酔成分 | **リドカイン**　など |
| ステロイド成分 | **プレドニゾロン**（コールタイジン点鼻薬a）／**ベクロメタゾンプロピオン酸エステル**（コンタック鼻炎スプレー、エージーアレルカットEXc）　など |

成分名は、配合されている商品名と一緒に整理すると覚えやすい。おすすめできる漢方薬がある場合は、それも一緒にまとめておく（鼻症状なら、小青竜湯、葛根湯加川芎辛夷、荊芥連翹湯、辛夷清肺湯など）。

■代表的な副作用

| 抗ヒスタミン成分 | 眠気、口渇、インペアード・パフォーマンス（集中力・判断力の低下） |
| --- | --- |
| 抗コリン成分 | 口渇、排尿困難、視覚障害、緑内障の悪化、頭痛、便秘 |
| アドレナリン作動成分 | 長期連用による二次充血、依存性 |

副作用の知識は、情報提供の際に必須。

| 高齢者 | 基礎疾患がある、体力が低下している、症状が重い場合は受診勧奨 | |
|---|---|---|
| 妊婦 | かかりつけの産科に相談 | |
| 授乳婦 | ジフェンヒドラミン、プソイドエフェドリン、メチルエフェドリン、カフェインなどを含む商品を避ける | |
| 乳幼児 | 小児科の受診を最優先 | |
| 基礎疾患・既往歴 | 高血圧、糖尿病、心臓病、甲状腺機能亢進症など | プソイドエフェドリン、メチルエフェドリン、マオウ、カフェイン、グリチルリチン酸を含む商品を避ける |
| | 緑内障、排尿困難、前立腺肥大など | 抗ヒスタミン成分、抗コリン成分を避ける |
| 医薬品の服用 | 喘息やアトピー性皮膚炎などで抗アレルギー薬を医師から処方されている | かかりつけの医師に相談 |

聴き取りで使用者について確認する際に押さえておくべき、「市販薬の使用が適さない人」「使用に注意が必要な人」のポイントを整理。

拙著『現場で使える 新人登録販売者便利帖 症状から選ぶOTC医薬品』（翔泳社、2017年）も独学用テキストとしておすすめです。店頭でよくある相談内容に絞って、その症状の原因やメカニズム、対処法などを解説し、接客事例なども掲載しています。合格して間もない新人さんを対象に、なるべく難しい専門用語を使わずに解説しています。

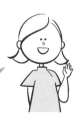

# ④ 商品を実際に試してみる

使用感も商品を選ぶ際の重要な要素。お客様からの質問も多いので、機会を見つけて、自分で実際に使ってみることは有効です。

## 🗒 飲み薬の味、湿布薬の貼り心地を聞かれることは多い

商品選択の決め手に、使用感や剤型、味などがあります。たとえば、目薬でも「マイルドタイプ」「クールタイプ」「超クールタイプ」などのように、好みの差し心地が選べるようになっています。湿布薬にも、「冷感」「温感」など使用感の違いがありますし、剤型が異なるプラスター剤やパップ剤などもあります。

基本的には、症状に適した成分が配合された商品を選ぶわけですが、使用感、味、飲みやすさ、使いやすさを選択材料に加えるとさらに絞りやすくなります。また、お客様が以前購入した商品の名前を忘れてしまい、「黄色の錠剤の風邪薬」や「白い粉薬でミントの味がする鎮痛薬」など**薬の形状や特徴で問い合わせられることも多く、そうした情報から商品を特定しなくてはならないこともある**のです（結局わからない場合も多いですが）。

「苦い（甘い）のは嫌だ」「粉薬はむせてしまうので飲みにくい」「カプセルは飲むのが苦手」……個々の好みやニーズを尊重したいところですが、実際に使用してみないとわからないことも多いため、日頃から**商品に多く触れておくことも重要**です。とはいえ、むやみに薬を飲むのは体によくありませんので、自分が風邪をひいた時、疲れ目がつらい時、筋肉痛の時、肩がこった時、虫に刺された時などに、いろいろな商品を実際に使ってみるとよいでしょう。

中でも、**飲み薬の味を聞かれることは意外に多い**ため、調べてメモしておくことをおすすめします。味については、商品の外箱や添付文書等に記載されている場合もあり、剤型もメーカーの公式サイトの商品写真でチェックできます。

アイテムが非常に多い湿布薬も、店頭で「どれがおすすめ？」と相談されます。適した剤型は症状によって選択するので、要望だけでは決められませんが、商品によって素材や貼り心地がかなり違うので、これも実際に使用してみないとわからないことが多いカテゴリです。

具体例を挙げると、同じ久光製薬の湿布薬でも、「フェイタス5.0」は材質が柔らかく伸縮性が高いので、関節部にも貼りやすく体の動きを妨げにくい特徴があります。逆に「サロンパスEX」は伸縮性がほとんどなく、患部を固定したい場合などに適しています。「フェイタス5.0」はフェルビナク、「サロンパスEX」はインドメタシンと主成分も異なりますが、**成分だけでなく素材が選択の決め手になることもあります**。このように、湿布薬では商品の特徴をどれだけ知っているかによって、対応の質が決まるといえるでしょう。

## 皮膚病の塗り薬も剤型・使用感が豊富

　皮膚病の塗り薬も商品の種類がすごく多いカテゴリです。同じ商品でクリーム・軟膏・液体と剤型が分かれているものもあります。こちらも、基本的には症状によって剤型を選択しますが、使用感への要望も多いので、基剤（油性成分、水性成分、界面活性剤など）の性質を理解しておきましょう。クリームと軟膏の違いなどは、実際に肌に塗ってみないとわからないので、試したことがない人は機会があればぜひ手に取ってみてください。

### ♡ よくある使用感のリクエスト

| 飲み薬 | ●苦い薬は嫌だ／甘い味は嫌だ<br>●粉薬は、むせてしまってうまく飲めない<br>●カプセルはのどにつかえる感じがして飲むのが苦手 |
| --- | --- |
| 湿布薬 | ●臭いがしないものがいい<br>●剥がす時に痛くないものがいい<br>●片手でも貼れるものが欲しい<br>●関節に貼っても剥がれにくいものが欲しい<br>●肌が弱いので、かぶれにくいものがいい |

### ♡ 使用感から選ぶ塗り薬の剤型

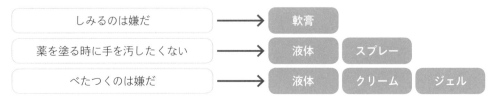

## 💙 塗り薬の剤型別の特徴

| 剤型 | 特徴 |
|---|---|
| 軟膏 | ●油性なので患部を保護する作用があり、しみるなどの刺激が少ない（水をはじく）<br>●乾燥した患部にも、びらん・潰瘍などジュクジュク（湿潤）した患部にも使える |
| クリーム | ●水性なので軟膏よりもベタつきが少なく、使用感が好まれる<br>●びらん・潰瘍など湿潤した患部には適さず、乾燥した患部に使用する |
| ジェル | ●脂漏性皮膚炎（顔や頭など皮脂の多い部分などに現れる）に適している<br>●びらん・潰瘍など湿潤した患部には適さない |
| 液体 | ●軟膏やクリームが塗りづらい頭髪部などに使える<br>●びらん・潰瘍など湿潤した患部には適さない |
| スプレー | ●手を汚さずに、広範囲に均一に使用できる<br>●患部だけでなく、正常な皮膚にも散布してしまうおそれがある<br>●使用量を把握しづらい |

## 💙 内服薬の剤型別の特徴

| 剤型 | 特徴 |
|---|---|
| 錠剤 | ●水やぬるま湯で服用する固形状の薬剤<br>●胃で溶ける一般的なタイプ、腸まで届いてから溶けるように作られたタイプなどがある<br>●水なしでも飲めるチュアブル錠（口の中でかんで溶かして服用する）も |
| 散剤・顆粒剤 | ●散剤は薬剤を粉状にしたもの、顆粒剤は薬剤を粒状にしたもの<br>●水やぬるま湯と一緒にそのまま飲むのが効果的だが、飲みにくい場合はオブラートを利用して服用することも<br>●粒の大きさは、顆粒＞細粒＞微粒 |
| カプセル剤 | ●カプセルに顆粒や液体（軟カプセル）の薬剤を詰めたもの<br>●カプセル内の薬を出したりせずに、水やぬるま湯でそのまま服用する |
| 液剤・シロップ剤 | ●定められた量を量って服用するもの、1回で1瓶を服用するものがある |

# ⑤「添付文書」も教材になる

商品の添付文書には、覚えておくべき重要な情報が詰まっています。とくに「使用上の注意」については、内容の理解を深めておきましょう。

## 添付文書の内容を読んで理解しておく

医薬品の添付文書には、商品の特徴、使用上の注意（副作用も含む）、効能・効果、成分、用法・用量、保管及び取り扱い上の注意が記載されています。この他に、養生法などのアドバイスが書かれているケースもあります。**外箱には記載されていないことがたくさんある**ので、購入されたお客様にも必ず目を通すように伝えましょう。

たとえば、ロートエキスを配合する胃腸薬や下痢止めなどの添付文書には次のような注意事項が記載されています（これらは外箱には記載されていません）。

---

**してはいけないこと**：授乳中の人は本剤を服用しないか、本剤を服用する場合は授乳を避けてください（母乳に移行して乳児の脈が速くなることがある。）
**その他の注意**：母乳が出にくくなることがあります。

---

授乳中の人は服用してはいけない旨と、その理由は添付文書に記載されていますが、母乳が出にくくなる理由については書かれていないため、「母乳が出にくくなるのはなぜなのか？」「どれくらいの期間、影響が出るのか？」といった質問をお客様から受けることがあります。不意の質問にもスムーズに回答できるように、あらかじめ「母乳が出にくくなる理由」を調べて簡潔に説明できるように準備しておきましょう。

ちなみにこの場合は、ロートエキスの抗コリン作用によって乳汁分泌が抑制されることがあるのが理由ですが、これを一般の消費者にわかりやすく説明するには、登録販売者自身がきちんと作用を理解しておく必要があります。

添付文書に記載されている事項は暗記するのではなく、**意味がわからないこと、理解できないことがあれば調べて記録し、お客様に説明できるようにしておく**。それだけでも商品知識や体の仕組に関する知識がかなり増えます。添付文書も教材の1つですね。

## ♡ 添付文書の例（ライオン「ストッパ下痢止めEX」）

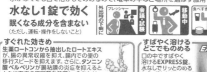

ご使用に際して、この説明文書を必ずお読みください。
また、必要な時に読めるよう大切に保存してください。

製品情報はこちらから　[ストッパ　検索]

**第2類医薬品　ストッパ下痢止めEX**（グレープフルーツ味）

突発性の下痢、痛みを伴う下痢によく効きます。
水がなくても口で溶かしてのめるので、電車の中など場所を選ばず服用できます。

### 水なし1錠で効く
眠くなる成分を含まない
（ただし、運転・操作をしないこと）

**すぐれた効きめ**
生薬ロートコンから抽出したロートエキスが、腸の異常収縮を抑え、腸内での便の移行スピードを抑えます。さらに、タンニン酸ベルベリンが腸粘膜の炎症を抑えるとともに下痢の原因菌を殺菌し、食あたり・水あたり等の下痢に効果を発揮します。

**すばやく溶ける　どこでものめる**
口の中ですばやく溶けるEXPRESS錠。水なしでリッとのめるから、どんなシーンでも服用できます。

### ⚠ 使用上の注意

**☒ してはいけないこと**（守らないと現在の症状が悪化したり、副作用・事故が起こりやすくなる）
1. 本剤を服用している間は、次の医薬品を服用しないでください
　胃腸鎮痛鎮痙薬、ロートエキスを含有する他の胃腸薬、乗物酔い薬
2. 服用後、乗物又は機械類の運転操作をしないでください
　（目のかすみ、異常なまぶしさ等の症状があらわれることがある。）
3. 授乳中の人は本剤を服用しないか、本剤を服用する場合は授乳を避けてください
　（母乳に移行して乳児の脈が速くなることがある。）

**相談すること**
1. 次の人は服用前に医師、薬剤師又は登録販売者に相談してください
　(1) 医師の治療を受けている人。
　(2) 発熱を伴う下痢のある人、血便のある人又は粘液便の続く人。
　(3) 急性の激しい下痢又は腹痛・腹部膨満・はき気等の症状を伴う下痢のある人。
　　（本剤で無理に下痢をとめるとかえって病気を悪化させることがある。）
　(4) 妊婦又は妊娠していると思われる人。
　(5) 高齢者。
　(6) 薬などによりアレルギー症状を起こしたことがある人。
　(7) 次の症状のある人。
　　排尿困難
　(8) 次の診断を受けた人。
　　心臓病、緑内障

| 関係部位 | 症状 |
|---|---|
| 皮膚 | 発疹・発赤、かゆみ |
| 精神神経系 | 頭痛 |
| 泌尿器 | 排尿困難 |
| その他 | 顔のほてり、異常なまぶしさ |

2. 服用後、次の症状があらわれた場合は副作用の可能性があるので、直ちに服用を中止し、この文書を持って医師、薬剤師又は登録販売者に相談してください
3. 服用後、次の症状があらわれることがあるので、このような症状の持続又は増強が見られた場合には、服用を中止し、この文書を持って医師、薬剤師又は登録販売者に相談してください
　口のかわき、目のかすみ
4. 5〜6日間服用しても症状がよくならない場合は服用を中止し、この文書を持って医師、薬剤師又は登録販売者に相談してください

**その他の注意**　母乳が出にくくなることがあります。

（必ず裏面もお読みください）

### 効能
下痢、下痢、消化不良による下痢、食あたり、水あたり、はき下し、くだり腹、軟便

### 用法・用量
くだくか、口の中で溶かして服用してください。

| 年齢 | 1回量 | 1日服用回数 | 服用間隔 |
|---|---|---|---|
| （15才以上） | 1錠 | 3回を限度とする | 4時間以上あける |
| 才未満 | | ✕服用しないでください | |

（用法・用量に関連する注意）
・用量を厳守してください。
・取り出し方
　・に錠剤の入っているPTP（包装）シートの凸部を指先で強く押し・裏面のアルミ箔を破り、取り出してお飲みください（誤ってそのまま飲み・だりすると食道粘膜に突き刺さる等思わぬ事故につながります）。

↓おしだす

### 成分 1回服用量（1錠）中

| 有効成分 | 含量 | はたらき |
|---|---|---|
| エキス3倍散（・・キスとして20mg） | 60mg | 腸の異常収縮を抑え、腸内での便の移行スピードを抑制します。腹痛を伴うような下痢に高い効果を発揮します。 |
| 酸ベルベリン | 100mg | 腸粘膜を保護するとともに炎症を抑え、腸内の水分が過多になるのを防ぎます。また、腸内の異常な腐敗、醗酵を抑えます。 |

・、D-マンニトール、セルロース、クロスポビドン、トウモロコシデンプン、アラビアゴム、・Mg、アスパルテーム（L-フェニルアラニン化合物）、l-メントール、香料を含有します。

・する注意）
・の草根木皮など）を用いた製品ですから、製品により錠剤の色調や味が多少異なった・点が見えることがありますが、効果には変わりありません。

**黄色い理由>**　ストッパ下痢止めEXに配合されている「タンニン酸ベルベリン」が黄色い成分のためであり、着色料は配合していません。

### 保管及び取扱い上の注意
・光の当たらない湿気の少ない涼しい所に、保管してください。
・手の届かない所に保管してください。
・器に入れ替えないでください（誤用の原因になったり品質が変わります。）。
・限を過ぎた製品は使用しないでください。
・原因となりますので、錠剤の入っているPTP（包装）シートをミシン目に沿って切り・などに、服用なさらない錠剤の裏のアルミ箔に傷をつけないようにしてください。

**■お問合せ先**
お買い求めのお店又は下記にお問合せください
ライオン株式会社　お客様センター　[0120-813-752]　**ライオン株式会社**
受付時間 9：00〜17：00（土、日、祝日を除く）　〒130-8644 東京都墨田区本所1-3-7　0719

「してはいけないこと」には、薬を使用する前に注意しなければならない事項が記載されている。

「相談すること」の1. には**薬を使用する前の注意事項**が、2. 以降には薬を**使用した後の注意事項**が記載されている。

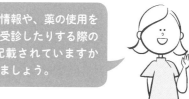

薬の副作用に関する情報や、薬の使用を止めたり医療機関を受診したりする際の目安となる期間も記載されていますから、目を通しておきましょう。

# 6 接客を終えたら メモを取る習慣を

手早く正確にメモを取ることは、スムーズな症状の聴き取りのポイント。後でノートに整理しておくと、貴重な資料ができあがります。

## 日々の接客を記録してスキルアップにつなげる

　人は忘れる生き物ですから、どんなに珍しい相談事例や複雑な事例に遭遇しても、何日かたつと記憶が薄れていってしまいます。接客以外にも品出しやレジなどの業務に追われていますから、作業に没頭するうちに1日が終わり、その日の接客でどんなことがあったか思い出せない場合もあるでしょう。

　接客を通して学ぶことは多く、貴重な財産となりますから、**対応した事例はできる限りメモに取っておきましょう**。筆者も新人のころは、接客事例をとにかくメモして内容を検証するようにしていました。

　小さなメモ帳とペンを常にポケットに入れ、接客が終わるたびにその場で内容を書き留めます。仕事が終わったら、そのメモをノートに書き写し、インターネットやテキストで調べた内容と一緒に整理。この作業を続けていると、自分がどんな対応をして、どのように商品を選択しているかが見えてきます。

　同時に「こういう相談をされると、いつも答えられていないな……」といった弱点も浮かび上がり、自分に必要な知識は何か、どんなテキストを使って勉強すればよいかもわかるのです。接客時にきちんと答えられない事例があった時も、適切な返答を調べて問答集のようにまとめておくと、次回からの対応がスムーズになるでしょう。

　また、**商品に対するお客様の評価なども蓄積しておく**と、とても役立つデータになります。「よく効いた!」「あまり効かない」「味が苦手」「形状が飲みづらい」といった感想、売れ行きや問い合わせから見えてくる人気・不人気、年代や性別による好みの差、季節による需要の違いなど、データが溜まるにつれて、そのノートが自分自身の虎の巻になっていきます。

　まずは、毎日の接客内容をメモに取ることから始めてみましょう。

## ♡ 接客メモの書き方例

| | | | |
|---|---|---|---|
| F・50 | | ← | 性別と年齢（女性、50代） |
| 風邪 | 1W | ← | 症状と期間（風邪をひいて1週間経過） |
| 熱 | － | ← | 症状（熱は出ていない） |
| 咳 | ＋＋＋　昼夜 | ← | 症状（日中だけでなく、夜間も咳が出る） |
| たん | ＋　みどり | ← | 症状（痰の色） |
| 鼻水 | ＋　みどり | ← | 症状（鼻水の色） |
| つまり | － | ← | 症状（鼻詰まりはない） |
| 痛み | 頭＋・のど＋ | ← | 症状（頭痛とのどの痛みが少しある） |
| 持 | 喘息　10年－ | ← | 持病（喘息があるが、ここ10年間は発作なし） |
| AL | なし | ← | アレルギー（薬、食品ともアレルギーなし） |
| 風邪薬A　△ | | ← | 服用した薬 |
| 咳止めシロップ剤B　× | | | |

（最初に飲んだ風邪薬Aは少し効いていたが、その後
買ったシロップ剤Bは効かなかった）

| | | | |
|---|---|---|---|
| 粉　× | | ← | 使用感のリクエスト（粉薬は嫌い） |
| 麦門冬湯・鎮咳去痰薬D | | ← | 提案した商品／購入した商品 |

（麦門冬湯と鎮咳去痰薬Dを提案、お客様は麦門冬湯
を選択して購入）

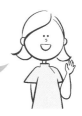

筆者の場合は、症状を聴き取る際は、丁寧に書
く時間がないので、略字や記号を使いました。
「＋」の数で症状の強さを示し、「－」は症状が出
ていないという意味です。服用した薬の効き目は
「○」「△」「×」でメモしていました。

## ♡ 接客メモをノートに整理

記憶の定着や理解を深める効果があるので、なるべく手を使って「書く」のがおすすめ。

11月17日

女性　50代前半

風邪　1W
- 熱　→　はじめの2日ほど38℃、今はなし
- 咳　→　昼も夜も出る　　ここ数日は夜のほうが出る
- 痰・鼻水　→　緑色　　※痰も鼻水もちょっと出にくい
- 頭痛　→　ある（我慢できる）
- 咳のしすぎで、のどが痛む　（乾燥感あり）
- 喘息　あり　　最後の発作は10年ほど前
- AL　なし

商品
風邪薬A　3日間服用　△
　　　→この時は咳があまり出ていなかった
咳止めシロップ剤B　服用しても効果なし　　リンコデ？

観察
最近、風邪が治りにくくなった。体力の衰えを感じているとのこと。
痩せ型、肌の色は良。咳込む時に顔が赤くなる。

選択
麦門冬湯　／　鎮咳去痰薬D

伝えたこと
- 咳喘息、気管支炎の可能性　→　受診をすすめたが、仕事を休めない
- 市販薬では効果が得られない場合は、必ず受診すること
- 咳止めシロップ剤Bが効かなかったことについて（喘息を悪化させるおそれ）
- 麦門冬湯の効果　　お湯で溶かして飲むようアドバイス

粉薬は嫌とのことだったが、購入したのが麦門冬湯（粉薬）だったので、服用方法のアドバイスをしたことも記入。

接客の記録は片面にまとめ、もう片方のページは追記用に空欄にしておく。

【追記する内容】
- この事例に関して調べたこと
- 先輩資格者からもらったアドバイス
- 販売した商品の効能・効果や使用上の注意
  （何度も扱っている商品の場合は省略することもある。メーカーの商品説明のコピーを貼り付けてもOK）
- 2回目以降の来店があった際に確認したこと（販売した薬の効き目、飲みやすさ、症状の経過など）

リン酸ジヒドロコデインやリン酸コデインの略。のどの炎症の強い人や、喘息気味の人は、リンコデが配合された薬の服用でかえって咳がひどくなる場合がある。この女性が飲んだという咳止めシロップBはリンコデ配合の商品で、「効果なし」かつ「咳がひどい」とのことなので、「リンコデの入っていない商品を選ぶべきかな？」と考えたことを記録。

実際に同じ商品をお湯で溶かして飲んだ時の自分の感想なども後で追記。

1月25日
〇〇〇社の麦門冬湯をお湯に溶かして飲んでみた。味はまずくないが、少し溶けにくかった。お湯の量が少ないと溶けにくいかもしれない。はちみつを入れて飲んだら飲みやすくなった。

# ⑦ 独学以外の勉強の場はある？

受講義務のある外部研修の他に、社内講習や製薬会社の勉強会などのチャンスがあれば、積極的に活用しましょう。

## 🎒 受講義務のある外部研修は貴重な学びの場

　基本的に、個々の登録販売者のスキルアップは自助努力で行うべきと考えられています。薬や健康に関する知識は、身につけた本人の財産になるので、「その財産を得るための努力は本人がすべき」という理論です。とはいえ、独学以外の方法がまったくないわけではありません。

　まず、一般用医薬品の販売に従事するすべての登録販売者には、年間12時間以上の「外部研修」受講が義務付けられています。厚生労働省のガイドラインを満たす外部研修機関で、主に薬理学や疾病、解剖生理学などに関する知識と薬事関係の法律知識を学びます。この研修では、具体的な商品について触れることはないため、日々の業務に活かせる情報はないと感じる人もいるかもしれませんが、医薬品販売の基礎となる知識です。商品の特徴や作用を深く理解する上でも有用です。薬学部で学ぶような内容、ときにはそれ以上の専門知識を得られる貴重な場ですから、すべてを吸収するくらいの意気込みで受講してほしいと思います。

　また、少数ですが、社内勉強会に積極的な企業もあります。内容は新人販売者に必須の知識や実践的な仕事術というより、PB商品や推売品に関することが主になりますが、商品を売るために必要な知識です。企業にとって利益の追求は使命なので、勉強会もそうした趣旨になるのは自然なことかもしれません。ですから、「会社に何でも教えてもらおう」という考えではスキルアップは難しいと心得ましょう。

　この他、製薬会社が公式サイト内で提供しているWebコンテンツや、店頭での学術セミナーなどもあり、商品の特徴や販売時のポイントなどが学べるよい機会です。クラシエや武田薬品、エスエス製薬など、WebコンテンツやLiveセミナーが充実している企業もありますから、ぜひ活用してみてください。

## ♡ 登録販売者の外部研修とは?

- ●厚生労働省「登録販売者の資質の向上のための外部研修に関するガイドライン」に定める研修内容・時間数に則って実施
- ●6時間以上の集合研修を含む年間12時間以上の定期的・継続的な受講が必要
- ●集合研修と通信研修（eラーニング、DVD）を組み合わせたカリキュラムが一般的
- ●一般用医薬品の販売業に従事していない登録販売者は受講義務なし

## ♡ 外部研修の内容

① 　医薬品に共通する特性と基本的な知識
② 　人体の働きと医薬品
③ 　主な一般用医薬品とその作用
④ 　薬事に関する法規と制度
⑤ 　一般用医薬品の適正使用と安全対策
⑥ 　リスク区分等の変更があった医薬品
⑦ 　その他登録販売者として求められる理念、倫理、関連法規等

## ♡ 主な研修機関

- ●ネットパイロティング株式会社
- ●日本ドラッグチェーン会
- ●全日本医薬品登録販売者協会
- ●日本医薬品登録販売者協会　など

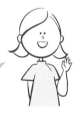

外部研修の受講は、登録販売者を従事させる店舗販売業者（会社側）に課せられる義務なので、会社が指定した機関で受講します。しかし、個人で受講を申し込める機関もあり、会社指定の機関の他に個人的に受講する登録販売者もいます。

　登録販売者はOTC医薬品を販売・管理する資格ですが、店頭では医療用医薬品や治療中の病気に関するご相談を受けたり、基礎疾患をお持ちの方から処方薬と市販薬の飲み合わせについて聞かれたりすることもあります。しかし、医療用医薬品や相互作用等について解説している登録販売者向けの本は少なく、薬剤師、薬学部・医学部の学生向けのテキストなどで勉強したことがある人も多いのではないでしょうか。

　学術の本は、医学書を多く取り扱う書店で中身を確認してから購入するのが一番ですが、実際はそうした書店が近隣になく、ネット書店で購入することも多いでしょう。届いた本を見て、「しまった、この本、自分には難しい……」と、うまく活用できずに困った経験はありませんか？　そんな、「ちょっと難しい本」の読み方のコツを少しご紹介したいと思います。

　薬理学、解剖学、生理学などいくつかの専門書がありますが、内容はどれも「人体の仕組み」について書かれたものです。人体の仕組みを薬理学的、解剖学的、生理学的に、異なる視点から解説しています。つまり、コアの部分は同じなので、どこから掘り下げて行っても、結局同じ場所に辿り着いたりします。ただ、範囲が非常に広いですから、最初は「店頭で相談の多い症状」に絞って読み進めていくといいですね。

　たとえば、市販薬では交感神経や副交感神経、中枢神経に作用する成分が比較的多いですから、「神経系」は積極的に勉強したい分野。難しい専門用語が多いですが、それらを暗記する必要はなく、自律神経が臓器や器官をどう支配しているのかや、交感神経（または副交感神経）が優位になった時の体の状態を、自分の体に置き換えて理解するようにしてください。

　「神経系」はどの専門書でも掲載されていますから、多少難しい用語があっても気にせず、何度も繰り返し読み進めてみましょう。最初は頭に入らなくても、そのうちスラスラと読めるようになります。また、記載内容を自分なりにわかりやすい文章に変換してノートに書き出したり、イラストや図を描いてみるのもおすすめです。

　風邪や鼻炎、咳などの症状を理解するなら「呼吸器系」、胃腸の不具合について理解するなら「消化器系」が重要です。本の中で接客に直結する部分に絞って読み込んでみてください。たくさんの情報の中から必要な情報を抜き出す、よい練習にもなります。

# ⑧ 管理帳簿、監査の対応

管理者が不在の時に立入監査が入ることもあります。新人でも対応できるように、提出物の内容や保管場所については把握しておきましょう。

## 管理者としての重要な仕事

　**店舗販売業の許可を受けた者は、医薬品の管理に関する帳簿（管理帳簿）を備えなければならない**ことになっています。いわゆる「業務日誌」と呼ばれているものです。帳簿の様式は全国統一ではなく、各自治体の薬務課や登録販売者協会などから配布されるものや、企業ごとに独自に作成しているものがあります。帳簿には、要指導医薬品・第1類医薬品の販売記録や、高度管理医療機器販売業・貸与業の管理記録簿など他にもいろいろあり、それぞれに保管期間が定められています。

　法律の知識は、店舗を管理運営する上で、医薬品の知識と同様にとても大事ですが、解釈が難しく、実際に業務の中で触れる機会がないと、なかなか理解が深まらない分野です。

　取り扱う医薬品の種類にもよりますが、店舗管理者は業務日誌をはじめとする、これらの「帳簿」を管理することになります。実務経験の要件を満たしていれば、試験合格後すぐに店舗管理者に指名される場合もあるので、新人登録販売者もこうした知識を深めておきましょう。

　業務日誌に記入する内容は、その日勤務していた薬剤師・登録販売者の氏名、社内研修の有無、管理者の捺印などが基本です。この他にも、クレームや販売した医薬品の副作用と思われるような事例や、何度か続けて対応をした事例、珍しい接客事例なども、記録を残しておくと後々役に立つことがあります。登録販売者はシフト制で業務に就くことが多いので、**資格者同士で共有したい接客事例などを記入しておくと、それが連絡ノートのような役割も果たします。**

　薬務課や保健所から薬事監視員が店舗に来た際には、この業務日誌を見せるよう求められることもあります。時折、抜き打ちで監査されるケースもあるので、管理者以外の登録販売者も日常から業務日誌や自己点検表には目を通しておいてください。一般的に、業務

日誌は毎日記入、自己点検表は毎月、もしくは隔月で記入します（勤務先にルールがあれば、それに従います）。記入は基本的に管理者が行いますが、登録販売者全員で共有できるようにしておくのが理想です。管理者しか閲覧・記入できないものではありませんので、全員で活用してほしいと思います。

## ♡ 業務日誌（管理帳簿）の例

管理者印

| 月 日（ ） | 営業時間<br>（ ： ～ ： ） | 印 |
|---|---|---|
| 登録販売者の氏名 | ○○○○<br>××××<br>（→その日に勤務した人の氏名） | |
| 副作用の報告・クレーム等 | とくになし<br>（→ある場合は、内容を記入） | |
| 研修の実施 | 水虫薬の勉強会を実施<br>（→開催した日には記載） | |
| 備考欄 | | |

その日に勤務した人の氏名

ある場合は、内容を記入

開催した日には記載

スタッフ間で共有したい情報や、「台風のため午後3時に閉店」など、特記事項があれば記入

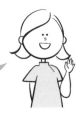

店舗販売業に関する管理簿や掲示物、各種変更届などに関しては、基本的には社内に担当者がいると思いますが、対応できる人が社内にいない場合は店舗を管轄する保健所へ問い合わせましょう。各自治体で様式などが異なります。

## 💙 自己点検表の例（書式は店舗を管理する地域によって異なる）

（令和　　年度）

| 店舗名 | |
|---|---|
| 店舗所在地 | △△市 |
| 開設者名 | |
| 店舗管理者名 | |

毎月記入する場合、3か月に1回記入する場合などがある。

下記の事項について確認し，チェック欄は○，×，－（非該当）で記入

記入例

**(1) 店舗管理者等について**

① 店舗管理者が、取り扱う医薬品の種類に応じて、以下の要件を満たしているか。
- 要指導医薬品を販売等する店舗にあっては、薬剤師又は薬事法施行規則等の一部を改正する省令（平成26年厚生労働省令第8号。以下、「改正省令」という。）附則第6条第3項に規定する者であるか。また、改正省令附則第6条第1項又は第2項の規定により薬剤師でない者が店舗管理者である場合は、店舗管理者を補佐する者として薬剤師を置いているか。
- 第一類医薬品を販売等する店舗にあっては、薬剤師又は規則第140条第2項に該当する者であるか。また、規則第141条第1項の規定により薬剤師でない者が店舗管理者である場合は、店舗管理者を補佐する者として薬剤師を置いているか。
- 第二類医薬品又は第三類医薬品を販売等する店舗にあっては、薬剤師又は登録販売者であるか。ただし、規則第15条第2項に規定する、一般従事者として薬剤師又は登録販売者の管理及び指導の下に実務に従事した期間及び登録販売者として業務に従事した期間が通算して2年に満たない登録販売者を除く。

② 店舗管理者は、その店舗以外の場所で業として店舗の管理その他薬事に関する実務に従事していないか。

③ 店舗管理者は医薬品の販売等の取扱い、偽造医薬品の流通防止に向けた必要な対策その他これに関する事項について責任をもって行っているか。

④ 店舗管理者は試験検査、不良品の処理、その他当該店舗の管理に関する記録を作成しているか。当該記録を3年間保管しているか。

**(2) 店舗販売業者の配慮等について**

① 店舗販売業者は店舗管理者の業務の遂行に　　配慮しているか。

保存期間も、書式によって6年間、3年間などと異なる。

薬事監視員による立入監査は、予告なく行われることがほとんどで、その時、店舗にいるのは新人登録販売者だけというケースもあります。「業務日誌を見せてください」「自己点検表を見せてください」と言われた時に対応できるよう、どのような書類なのか、どこに置いてあるのかなどを知っておく必要があるでしょう。

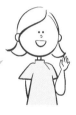

　試験に合格した後のほうが、実は勉強することがたくさんある——そう聞くと、気が重くなる新人さんもいるかもしれません。それでも、自分の目標やビジョンのようなものを持っておくと、合格後のギャップや挫折に強いマインドを養うことができるのではないでしょうか。

　本章で述べたように、効率的な学習の順番と内容は以下の通りです。

①すぐに必要になる商品の知識（商品名、商品ごとの特徴、成分の作用・副作用、使用上の注意）

②接客に必要な病態の知識（人体の仕組み、症状・病態生理、トリアージ、基礎疾患の対応）

③専門家としての学術的な知識（薬機法、薬理学、解剖生理学、生化学、中医学など）

　①は業務で必須なので、一番最初に押さえたい分野です。製薬会社の公式サイトや受験用のテキストなどで調べたり学習したりすることができ、比較的短期間（半年ほど）で習得できるでしょう。

　ある程度、商品知識が身についたら、②の勉強をスタートしましょう。店頭で相談の多い症状（頭痛、風邪、下痢、便秘、体の痛みなど）から優先的に、その不調のメカニズムを学習していくといいですね。また、病気や不調を判断するには、「健康な状態」を理解しておくことが前提となります。人体の仕組みを繰り返し学びましょう。

　①と②が積み重なってくると、「生理痛がつらい」「下痢を止めたい」「肩こりがひどい」といった症状から、ある程度の商品選択ができるようになります。ただし、それだけでは基礎疾患を抱えた方や妊婦さん、高齢者、重い症状の方などへの対応ができません。

　そこで、③の専門的な分野へと範囲を広げていきます。勤務する店舗で漢方薬の取り扱いが多いようなら中医学や生薬について、サプリメントの知識を深めるなら栄養学や生化学について、基礎疾患を抱える方に自信を持って対応したいなら薬理学や医療用医薬品についてなど、学習を深める分野はたくさんあります。

　ここまで学習を深めると、お客様へ適切に質問を投げかけて現状を分析し、病態を把握し、原因や対処法を考え、総合的な判断をもとに商品を選択・提案できるようになります。お客様にも、「専門家に相談するメリット」を感じていただけるでしょう。

　また、お客様にスムーズに説明できるようになるには、インプットした知識のアウトプットが欠かせません。積極的にお客様に情報提供したり、学習した内容を同僚とシェアしたり、外部の講座などを受講して他社の資格者と情報交換するなど、実践の場を持つことで成長のスピードが上がり

ます。

　机上やSNSで得た知識は、情報として記憶しているだけで、どうしても忘れやすいです。暗記から理解へ変えるためには、「自分で調べる」「実際に口に出してみる」を実行しましょう。

　筆者のところには、「勉強のモチベーションが続かない」という悩みが多く寄せられ、これは年々増えているように感じます。人それぞれの要因があるとは思いますが、目標や目的を明確にすることが重要でしょう。「何のためにこの資格を取得したいのか?」「この資格を通して、自分が実現したいことは何か?」——これは仕事や勉強を継続するモチベーションになるものですから、これから受験する人も、すでに従事している人も、ぜひ一度じっくり考える時間を取ってみてください。

　学習したことが実践できるようになるまでには、数週間から数か月のタイムラグがあります。最初はうまくいかなくても、くじけずに続けていきましょう。大丈夫!　必ずできるようになります。

※表内の数字は、成人1回量の含有量。解熱鎮痛成分のみ数値も記載（成分量の単位はmg）。
※ロキソプロフェンナトリウム水和物の60mgは、無水物としての数値。

| | ロキソニンSプレミアム | ロキソニンSプラス | ロキソニンS | バファリンプレミアム | バファリンEX | バファリンA | バファリンルナi | イブクイック頭痛薬DX | イブクイック頭痛薬 | イブA錠EX | イブA錠 | イブメルト | ノーシンアイ頭痛薬 | ノーシン散剤 | ノーシン細粒 |
|---|---|---|---|---|---|---|---|---|---|---|---|---|---|---|---|
| ロキソプロフェンナトリウム水和物 | ● 60 | ● 60 | ● 60 | | ● 60 | | | | | | | | | | |
| イブプロフェン | | | | ● 130 | | | ● 130 | ● 200 | ● 150 | ● 200 | ● 150 | ● 200 | ● 150 | | |
| アスピリン（アセチルサリチル酸） | | | | | | ● 660 | | | | | | | | | |
| エテンザミド | | | | | | | | | | | | | | ● 120 | ● 120 |
| アセトアミノフェン | | | | ● 130 | | | ● 130 | | | | | ● 65 | | ● 300 | ● 300 |
| イソプロピルアンチピリン | | | | | | | | | | | | | | | |
| 無水カフェイン（カフェイン） | ● | | | ● | | | ● | ● | ● | ● | ● | | | ● | ● |
| アリルイソプロピルアセチル尿素 | ● | | | ● | | | | ● | ● | ● | ● | | | | |
| ブロムワレリル尿素 | | | | | | | | | | | | | | | |
| メタケイ酸アルミン酸マグネシウム | ● | | | | | | | | | | | | | | |
| 酸化マグネシウム | | ● | | | | | | ● | ● | | | | | | |
| 乾燥水酸化アルミニウムゲル | | | | ● | ● | | ● | | | | | | | | |
| 合成ヒドロタルサイト | | | | | | ● | | | | | | | | | |

| ノーシンホワイト細粒 | ノーシンピュア | タイレノールA | リングルアイビーα200 | リングルアイビー錠α200 | リングルアイビー | リングルAP | セデス・ファースト | セデス・ハイ | 新セデス錠 | サリドンA | サリドンWi | ナロンエースT | ナロンメディカル | ナロン錠 | ラックル | エキセドリンプラスS | エキセドリンA錠 |
|---|---|---|---|---|---|---|---|---|---|---|---|---|---|---|---|---|---|
|  |  |  |  |  |  |  |  |  |  |  |  |  |  |  |  |  |  |
|  | ●150 |  | ●200 | ●200 | ●150 |  |  |  |  |  | ●50 | ●144 | ●200 |  |  |  |  |
|  |  |  |  |  |  |  |  |  |  |  |  |  |  |  |  | ●500 | ●500 |
| ●380 |  |  |  |  |  | ●250 | ●400 |  | ●400 | ●250 |  | ●84 |  | ●300 |  |  |  |
| ●300 |  | ●300 |  |  |  |  | ●160 | ●250 | ●160 |  |  |  |  | ●265 | ●300 | ●300 | ●300 |
|  |  |  |  |  |  | ●150 |  | ●150 |  | ●150 | ●150 |  |  |  |  |  |  |
| ● | ● |  |  |  |  | ● | ● | ● | ● | ● |  |  |  | ● |  | ● | ● |
|  | ● |  |  |  |  |  |  | ● | ● |  |  |  |  |  |  | ● |  |
|  |  |  |  |  |  |  |  |  |  |  |  |  | ● | ● |  |  |  |
|  |  |  |  |  |  |  |  |  |  |  |  |  |  |  |  |  |  |
|  |  |  |  |  |  |  | ● |  |  |  |  |  |  |  |  |  |  |
|  |  |  |  |  |  |  |  |  |  |  |  |  |  |  |  | ● |  |
|  |  |  |  |  |  | ● |  |  |  |  |  |  |  |  |  |  |  |

135

## 主な総合感冒薬に含まれる成分早見表

| 成分 | パブロンエースPro | パブロンメディカルT | パブロンメディカルC | パブロンメディカルN | パブロンSゴールドW微粒 | パブロンSa（微粒） | パブロンゴールドA微粒 | ストナアイビージェルS | ストナプラスジェルS | ストナジェルサイナスEX | ストナデイタイム | ストナアイビー |
|---|---|---|---|---|---|---|---|---|---|---|---|---|
| アセトアミノフェン | | | | | ● | ● | ● | | ● | ● | ● | |
| イブプロフェン | ● | ● | ● | ● | | | | ● | | | | ● |
| エテンザミド | | | | | | | | | | | ● | |
| トラネキサム酸 | | | | | | | ● | | | | | |
| アンブロキソール塩酸塩 | ● | ● | | | ● | | | | | ● | | |
| ブロムヘキシン塩酸塩 | | | | | | | ● | | | | | |
| L-カルボシステイン | ● | ● | | ● | ● | | | | ● | | | |
| ジヒドロコデインリン酸塩 | ● | ● | ● | | | | ● | ● | | | | |
| プソイドエフェドリン塩酸塩 | | | | ● | | | | | | | | |
| ノスカピン | | | | | | | | | ● | ● | | |
| デキストロメトルファン臭化水和物 | | | | | | ● | | | | | | |
| dl-メチルエフェドリン塩酸塩 | ● | ● | | | | ● | ● | ● | | | | |
| グアイフェネシン | | | ● | | | | ● | | | | | |
| グアヤコールスルホン酸カリウム | | | | | | | | | | | ● | ● |
| グリチルリチン酸二カリウム | | | | ● | | | | | | | | |
| クロルフェニラミンマレイン酸塩 | ● | ● | ● | ● | | | ● | ● | | | | |
| ジフェニルピラリン塩酸塩 | | | | | | | | | ● | ● | | ● |
| ベラドンナ総アルカロイド | | | | | | | | | | ● | | |
| カルビノキサミンマレイン酸塩 | | | | | | ● | | | | | | |
| ビタミンB1（チアミン） | | | | | | ● | | | | | | |
| ビタミンB2（リボフラビン） | ● | ● | ● | | ● | ● | ● | | ● | | | |
| 無水カフェイン（カフェイン） | | | | | | | ● | ● | ● | ● | ● | ● |
| 麦門冬湯エキス | | | | | | | | | | | | |
| 小青竜湯エキス | | | | | | | | | | | ● | |
| キキョウ | | | ● | | | | | | | | | |
| オウヒ | | | ● | | | | | | | | | |

| | ルルアタックTR | ルルアタックFXa | ルルアタックEX | ルルアタックNX | ルルアタックCX | 新ルルAゴールドS | 新ルルA錠s | ペラックゴールドTD錠 | 新コンタックかぜEX持続性 | 新コンタックかぜ総合 | バファリンかぜEX |
|---|---|---|---|---|---|---|---|---|---|---|---|
| イソプロピルアンチピリン | | ● | | | | | | | | | |
| アセトアミノフェン | | ● | | | | ● | ● | ● | | ● | |
| イブプロフェン | ● | | ● | ● | ● | | | | ● | | ● |
| エテンザミド | | | | | | | | ● | | | |
| トラネキサム酸 | | | ● | | | | | ● | | | |
| ブロムヘキシン塩酸塩 | | | ● | ● | | ● | | | | ● | ● |
| L-カルボシステイン | | | | | ● | | | | | | |
| ジヒドロコデインリン酸塩 | | | ● | ● | | ● | | ● | | | ● |
| チペピジンヒベンズ酸塩 | | ● | | | | | | | | | |
| ノスカピン | | ● | | | | ● | ● | ● | | | |
| デキストロメトルファン臭化水素酸塩水和物 | ● | | | | | | | | ● | ● | |
| dl-メチルエフェドリン塩酸塩 | ● | ● | ● | ● | | ● | | ● | | | ● |
| グアヤコールスルホン酸カリウム | | | | | | | | ● | | | |
| クレマスチンフマル酸塩 | | ● | ● | ● | | ● | | | | | ● |
| クロルフェニラミンマレイン酸塩 | ● | | | | ● | | | | ● | ● | |
| ジフェニルピラリン塩酸塩 | | | | | | | | ● | | | |
| ヨウ化イソプロパミド | ● | | | | | | | | ● | | |
| ベラドンナ総アルカロイド | | | | ● | | ● | | | | | |
| ビタミンB1（チアミン） | | | ● | ● | ● | ● | | | | | |
| ビタミンB2（リボフラビン） | | | ● | ● | | | | | | | |
| ビタミンC（アスコルビン酸） | | ● | | | | | | | | | ● |
| 無水カフェイン（カフェイン） | ● | ● | | ● | ● | ● | ● | ● | ● | ● | ● |
| グリチルレチン酸 | ● | ● | | | ● | | | | | | |
| ショウキョウ末 | | ● | | | | | | | | | |

| 成分 | エスタックイブファインEX | エスタックイブTT | エスタックイブNT | エスタックイブファイン | エスタックイブ | エスタック総合感冒 | 新エスタック顆粒 | ジキニンファースト錠 | 新ジキニン顆粒 | ジキニン顆粒IP | ジキニンC | ジキニン顆粒A | プレコール持続性カプセル | プレコールCR持続性錠 |
|---|---|---|---|---|---|---|---|---|---|---|---|---|---|---|
| イソプロピルアンチピリン | | | | | | | | | | | | | ● | ● |
| アセトアミノフェン | | | | | | ● | ● | | ● | | ● | ● | | ● |
| イブプロフェン | ● | ● | ● | ● | ● | | | | | ● | | | | |
| アンブロキソール塩酸塩 | ● | | | ● | | | | | | | | | | |
| ジヒドロコデインリン酸塩 | ● | | ● | ● | ● | | ● | | ● | | | | | |
| デキストロメトルファン臭化水素酸水和物 | | | | | | ● | | | | | | | | |
| dl-メチルエフェドリン塩酸塩 | ● | | ● | ● | ● | | ● | | | ● | | | | |
| グアヤコールスルホン酸カリウム | | | | | | | | | | ● | | | | |
| ノスカピン | | | | | | | | | ● | | | | | |
| ヨウ化イソプロパミド | ● | | ● | ● | | | | | | | | | | |
| クロルフェニラミンマレイン酸塩 | ● | ● | ● | ● | ● | ● | ● | | ● | ● | ● | ● | ● | ● |
| チアミン（ビタミンB1） | | | ● | ● | ● | | | | | | | | | |
| アスコルビン酸（ビタミンC） | | | ● | ● | ● | | | | | | ● | | | |
| L-アスコルビン酸ナトリウム | | | | | | | | | | ● | | | | |
| 無水カフェイン（カフェイン） | ● | ● | ● | ● | ● | ● | ● | | ● | ● | ● | ● | ● | ● |
| 葛根湯加桔梗エキス | | | | | | | ● | | | | | | | |
| カンゾウエキス(グリチルリチン酸) | | ● | | | | ● | | | ● | | ● | | | |
| ニンジンエキス | | | | | | | | | | | ● | ● | | |
| カミツレエキス | | | | | | | | | | | ● | ● | | |
| 酸化マグネシウム | ● | ● | | | | | | | | | | | | |
| ショウキョウ末 | | | | | | ● | | | | | | | | |
| グリシン | | | | | | | | | ● | | | | | |
| ヘスペリジン | | | | | | ● | | | | | | | | |

| | ベンザブロックSプラス | ベンザブロックS | ベンザブロックLプラス | ベンザブロックL | ベンザブロックIPプラス | ベンザブロックIP | ベンザエースA | 改源 | カイゲン顆粒 | 改源かぜカプセル | パイロンPL顆粒 | パイロンPL錠ゴールド |
|---|---|---|---|---|---|---|---|---|---|---|---|---|
| アセトアミノフェン | ● | ● | | | ● | | ● | ● | ● | ● | ● | ● |
| イブプロフェン | | | ● | ● | ● | ● | | | | | | |
| サリチルアミド | | | | | | | | | | | ● | ● |
| トラネキサム酸 | ● | ● | | | | | ● | | | | | |
| ジヒドロコデインリン酸塩 | ● | ● | ● | ● | | | | | | | | |
| デキストロメトルファン臭化水素酸塩水和物 | | | | | | | ● | | | | | ● |
| dl-メチルエフェドリン塩酸塩 | ● | ● | | | ● | ● | ● | | | | | |
| ノスカピン | | | | | | | | | ● | | | |
| ブロムヘキシン塩酸塩 | | | | | | | | | | | | ● |
| L-カルボシステイン | | | ● | | | | | | | | | |
| ヨウ化イソプロパミド | ● | ● | | | | | | | | | | |
| プソイドエフェドリン塩酸塩 | | | ● | ● | | | | | | | | |
| クロルフェニラミンマレイン酸塩 | ● | ● | ● | ● | ● | ● | ● | | | | | |
| プロメタジンメチレンジサリチル酸塩 | | | | | | | | | | | ● | ● |
| リボフラビン（ビタミンB2） | ● | | | | | | | | | | | |
| アスコルビン酸（ビタミンC） | | | | | ● | | | | | | | |
| 無水カフェイン（カフェイン） | ● | ● | ● | ● | ● | ● | ● | | | | ● | ● |
| ナンテンジツ乾燥エキス | | | | | | | | | | | | |
| カンゾウエキス（カンゾウ末） | | | | | | | | ● | ● | ● | | |
| ケイヒ末 | | | | | | | | ● | ● | ● | | |
| ショウキョウ末 | | | | | | | | ● | | ● | | |
| キキョウ末 | | | | | | | | | ● | | | |
| ヘスペリジン | ● | ● | | | ● | ● | | | | | | |

# 主な鎮咳去痰薬に含まれる成分早見表

| | 新ブロン液エース | エスエスブロン液L | 新エスエスブロン錠エース | エスエスブロン錠 | アネトンせき止め液 | アネトンせき止め錠 | アネトンせき止め顆粒 | ベンザブロックせき止め液 | パブロンSせき止め | パブロンせき止め液 | アスクロン | 新トニン咳止め液 | チミコデシロップN | 改源咳止め液W | 新カイゲンせき止め液W |
|---|---|---|---|---|---|---|---|---|---|---|---|---|---|---|---|
| ジヒドロコデインリン酸塩 | ● | | ● | ● | | | | ● | ● | ● | | ● | ● | ● | ● |
| コデインリン酸塩水和物 | | | | | ● | ● | ● | | | | | | | | |
| デキストロメトルファン臭化水素酸塩水和物 | | ● | | | | | | | | | | | | | |
| グアイフェネシン | ● | ● | | | | | | ● | | ● | | | | | |
| ノスカピン | | | | | | | | | ● | | ● | | | | |
| ブロムヘキシン塩酸塩 | | | | | | | | | ● | | | | | | |
| L-カルボシステイン | | | ● | | | | | | | | | | | | |
| グアヤコールスルホン酸カリウム | | | | | | | ● | | | | | ● | ● | | ● |
| dl-メチルエフェドリン塩酸塩 | | | ● | ● | ● | ● | ● | ● | | | | | ● | ● | ● |
| メトキシフェナミン塩酸塩 | | | | | | | | | | | | ● | | | |
| トリメトキノール塩酸塩 | | | | | | | | | | | | ● | | | |
| テオフィリン | | | | | | | ● | | | | | | | | |
| クロルフェニラミンマレイン酸塩 | ● | | ● | ● | ● | ● | ● | | | | | ● | | | |
| カルビノキサミンマレイン酸塩 | | | | | | | | | ● | ● | | | | | |
| カンゾウ | | | | | | | | | | | | ● | | | |
| トラネキサム酸 | | | | | | | | ● | | | | | | | |
| 無水カフェイン | ● | | ● | | ● | | | | | ● | | ● | | | |
| セネガ流エキス（セネガエキス） | | | | | ● | ● | | ● | | | | ● | ● | | |
| キキョウ流エキス（キキョウエキス） | | | | | | | | | | ● | | ● | ● | | ● |
| オウヒ流エキス（オウヒエキス） | | | | | | | | | | ● | | | | | |
| ソヨウ流エキス | | | | | | | | | | | | ● | | | |
| バクモンドウ流エキス | | | | | | | | | | | | ● | | | ● |
| 南天実流エキス | | | | | | | | | | | | | ● | | |

| 成分 | フストールシロップA | クールワンせき止めGX | クールワン去たんソフトカプセル | クールワンせき止めカプセル | プレコール持続性せき止めカプセル | ストナ去たんカプセル | 新コンタックせき止めダブル持続性 | 新コルゲンコーワ咳止め透明カプセル | 後藤散せきどめ |
|---|---|---|---|---|---|---|---|---|---|
| ジヒドロコデインリン酸塩 | | ● | | | | | | ● | |
| コデインリン酸塩水和物 | | | | | | | | | |
| デキストロメトルファン臭化水素酸塩水和物 | | | | | ● | | ● | | |
| グアイフェネシン | | | | | | | | ● | |
| ノスカピン | | | | | | | | | ● |
| ブロムヘキシン塩酸塩 | | | ● | | | ● | | | |
| L-カルボシステイン | | ● | ● | | | ● | | | |
| グアヤコールスルホン酸カリウム | | | | | ● | | | | |
| dl-メチルエフェドリン塩酸塩 | | ● | | | | | | ● | ● |
| メトキシフェナミン塩酸塩 | | | | | | | | | |
| トリメトキノール塩酸塩 | ● | | | | | | | | |
| ジプロフィリン | | | | | | | ● | | |
| クロルフェニラミンマレイン酸塩 | ● | ● | | | ● | | | ● | ● |
| リゾチーム塩酸塩 | | | | | | | | | |
| カンゾウ | | | | | | | | | ● |
| 無水カフェイン | | | | | | | | | ● |
| 安息香酸ナトリウムカフェイン | | | | | | | | ● | |
| セネガ流エキス（セネガエキス） | ● | | | | | | | | |

鎮咳去痰薬

## 内服薬

※記載の用量は成人1回分。

| | クラリチンEX | エバステルAL | アレジオン20 | アレグラFX | ストナリニZジェル | ストナリニZ | ストナリニ・ガード | ストナリニS | パブロン鼻炎カプセルSα | パブロン鼻炎速溶錠EX | エスタック鼻炎カプセル12 | エスタック鼻炎ソフトニスキャップ | コンタック鼻炎Z |
|---|---|---|---|---|---|---|---|---|---|---|---|---|---|
| ロラタジン | ● | | | | | | | | | | | | |
| エバスチン | | ● | | | | | | | | | | | |
| エピナスチン塩酸塩 | | | ●<br>20mg | | | | | | | | | | |
| フェキソフェナジン塩酸塩 | | | | ● | | | | | | | | | |
| セチリジン塩酸塩 | | | | | ● | ● | | | | | | | ● |
| プソイドエフェドリン塩酸塩 | | | | | | | | | ● | ● | ● | | |
| フェニレフリン塩酸塩 | | | | | | | | ● | | | | ● | |
| dl-メチルエフェドリン塩酸塩 | | | | | | | | | | ● | | | |
| グリチルリチン酸二カリウム | | | | | | | | | | ● | | | |
| カルビノキサミンマレイン酸塩 | | | | | | | | | ● | | | | |
| ベラドンナ総アルカロイド | | | | | | | | | ● | ● | ● | ● | |
| メキタジン | | | | | | | ● | | | | | | |
| クロルフェニラミンマレイン酸塩 | | | | | | | | ● | | | ● | | |
| d-クロルフェニラミンマレイン酸塩 | | | | | | | | | | ● | | ● | |
| 無水カフェイン | | | | | | | | | ● | ● | | | |
| ダツラエキス | | | | | | | | ● | | | | | |
| サイシン乾燥エキス | | | | | | | | | | | ● | | |

| | 新コンタック600プラス | コンタック600ファースト | アルガードクイックチュアブル | ロートアルガード鼻炎内服薬ゴールドZ | アレルビ | ベンザ鼻炎薬α〈1日2回タイプ〉 | プレコール持続性鼻炎カプセルLX | プレコール持続性鼻炎カプセルL |
|---|---|---|---|---|---|---|---|---|
| フェキソフェナジン塩酸塩 | | | | | ● | | | |
| ケトチフェンフマル酸塩 | | ● | | | | | | |
| プソイドエフェドリン塩酸塩 | ● | | | ● | | ● | ● | ● |
| フェニレフリン塩酸塩 | | | ● | | | | ● | |
| dl-メチルエフェドリン塩酸塩 | | | | ● | | | | |
| ベラドンナ総アルカロイド | ● | | ● | ● | | ● | ● | ● |
| メキタジン | | | ● | ● | | | | |
| クロルフェニラミンマレイン酸塩 | ● | | | | | | ● | ● |
| d-クロルフェニラミンマレイン酸塩 | | | | | | ● | | |
| 無水カフェイン | ● | | ● | ● | | ● | ● | ● |
| シンイエキス | | | | ● | | | | |
| トラネキサム酸 | | | | | | ● | | |
| グリチルリチン酸 | | | | | | | ● | ● |

## 点鼻薬

| | コンタック鼻炎スプレー〈季節性アレルギー専用〉 | コールタイジン点鼻液 a | パブロン鼻炎アタック JL〈季節性アレルギー専用〉 | パブロン点鼻 EX | パブロン点鼻 | エージーアレルカット EX c〈季節性アレルギー専用〉 | エージーノーズ アレルカット C | ナザール「スプレー」 | 新ルル点鼻薬 | ベンザ鼻炎スプレー | ザジテン AL 鼻炎スプレー α | ナシビン M スプレー | ロートアルガード ST 鼻炎スプレー |
|---|---|---|---|---|---|---|---|---|---|---|---|---|---|
| ベクロメタゾンプロピオン酸エステル | ● | | ● | | | ● | | | | | | | |
| プレドニゾロン | | ● | | | | | | | | | | | |
| クロモグリク酸ナトリウム | | | | | | | ● | | | | | | ● |
| オキシメタゾリン塩酸塩 | | | | | | | | | | | | ● | |
| テトラヒドロゾリン塩酸塩 | | ● | | ● | | | | | | ● | | | |
| ナファゾリン塩酸塩 | | | | | ● | | ● | ● | ● | | | | ● |
| クロルフェニラミンマレイン酸塩 | | | | ● | ● | | ● | ● | ● | | | | ● |
| ケトチフェンフマル酸塩 | | | | | | | | | | | ● | | |
| リドカイン | | | | | | | | | ● | ● | | | |
| ベンザルコニウム塩化物 | | | | | | | ● | | | | | | |
| ベンゼトニウム塩化物 | | | | ● | ● | | | | | ● | | | ● |
| グリチルリチン酸二カリウム | | | | | | | ● | | | | | | |

# 主な胃腸薬に含まれる成分早見表

| 成分 | ガスター10 | 第一三共胃腸薬〔細粒〕a | 第一三共胃腸薬グリーン微粒 | 第一三共胃腸薬プラス細粒 | タナベ胃腸薬ウルソ | タナベ胃腸薬〈調律〉 | キャベジンコーワα | 新キャベ2コーワ | パンシロン01プラス | パンシロンキュアSP錠 | スクラート胃腸薬S | スクラート胃腸薬〔顆粒〕 | 新セルベール整胃プレミアム | セルベール |
|---|---|---|---|---|---|---|---|---|---|---|---|---|---|---|
| ファモチジン | ● | | | | | | | | | | | | | |
| ピレンゼピン塩酸塩 | | | | | | | | | | ● | | | | |
| トリメブチンマレイン酸塩 | | | | | | ● | | | | | | | | |
| ロートエキス | | ● | ● | | | ● | ● | | ● | | | ● | | |
| アカメガシワエキス | | ● | | | | | | | | | | | | |
| メチルメチオニンスルホニウムクロリド | | | | | | | ● | ● | | | | | | |
| 炭酸水素ナトリウム | | | ● | | | ● | | | ● | ● | | | | |
| 水酸化マグネシウム | | ● | | | | | | | ● | | | | | |
| 炭酸マグネシウム | | | | | | | | | ● | | | | | |
| 沈降炭酸カルシウム | | | | ● | | ● | | | | | | | | |
| メタケイ酸アルミン酸マグネシウム | | | ● | | | ● | | | | | | | | |
| ケイ酸アルミン酸マグネシウム | | ● | | | | | | | | | | ● | | |
| 合成ヒドロタルサイト | | ● | ● | ● | | | | | ● | ● | | | | |
| 乾燥水酸化アルミニウムゲル | | | | | | | | | ● | | | | | |
| 銅クロロフィリンカリウム | | | ● | | | | | | | | | | | |
| スクラルファート水和物 | | | | | | | | | | | ● | ● | | |
| アルジオキサ | | | | ● | | | | | | | | | | |
| テプレノン | | | | | | | | | | | | | ● | ● |
| セトラキサート塩酸塩 | | | | | | | | | | | | | | |
| L-グルタミン | | | | | | | | | | ● | | ● | | |
| アズレンスルホン酸ナトリウム | | | | | | | | | | | | ● | | |
| ウルソデスオキシコール酸 | | | | | ● | | | | | | | | | |
| タカヂアスターゼN1 | | ● | | ● | | | | | | | | | | |
| ビオヂアスターゼ2000 | | | ● | | | ● | ● | | | ● | | ● | | |
| リパーゼAP12 | | ● | | | | | ● | | | | ● | | | |
| リパーゼAP6 | | | ● | | | | ● | | | | | | ● | |
| プロザイム6 | | | | | | | | | | ● | | | | |

※早見表はP146に続く。

| | ガスター10 | 第一三共胃腸薬〔細粒〕a | 第一三共胃腸薬グリーン微粒 | 第一三共胃腸薬プラス細粒 | タナベ胃腸薬ウルソ | タナベ胃腸薬〈調律〉 | キャベジンコーワα | 新キャベ2コーワ | パンシロン01プラス | パンシロンキュアSP錠 | スクラート胃腸薬S | スクラート胃腸薬〔顆粒〕 | 新セルベール整胃プレミアム | セルベール |
|---|---|---|---|---|---|---|---|---|---|---|---|---|---|---|
| カンゾウ末 | | ● | ● | ● | | ● | | ● | ● | | | | | |
| ソウジュツ乾燥エキス（ショウジュツ末） | | | | | | | | | | | | | ● | ● |
| オウバク末 | | ● | | ● | | | | | | | | | | |
| ケイヒ末 | | ● | ● | ● | | | | | | ● | ● | | | |
| ウイキョウ末 | | ● | ● | ● | | | | ● | | | ● | | | |
| チョウジ末 | | ● | ● | ● | | | | ● | | | ● | | | |
| ショウキョウ末 | | ● | | ● | | | | ● | | | ● | | | |
| ゲンチアナ末 | | | ● | | | | | | | | ● | | | |
| センブリ末 | | | ● | | | | ● | | | | | | | |
| ニンジン末／ニンジン乾燥エキス | | | | | | | | ● | ● | | | | | |
| チンピ末 | | | | | | | | | | ● | | | | |
| ソヨウ乾燥エキス | | | | | | | ● | | | | | | | |
| コウボク乾燥エキス | | | | | | | | | | | | | ● | ● |
| ウコン末 | | | | | | | | ● | | | ● | | | |
| サンショウ末 | | | | | | | | | | | ● | | | |
| l-メントール | | ● | | ● | | | | | | | | | | |
| 有胞子性乳酸菌 | | | | ● | | | | | | | | | | |
| ベンフォチアミン | | | | | | | | ● | | | | | | |

| | サクロン | サクロンS | サクロンQ | 新センロック錠 | ビオフェルミン健胃消化薬錠 | ガストール | ブスコパンA錠 | ストパン | 大正胃腸薬G | 大正胃腸薬P | 大正胃腸薬バランサー | ハイウルソ顆粒 | ハイウルソグリーンS | イノセアグリーン | イノセアバランス |
|---|---|---|---|---|---|---|---|---|---|---|---|---|---|---|---|
| ピレンゼピン塩酸塩 | | | | | | ● | | | | | | | | | |
| ロートエキス | ● | ● | | ● | | | | | ● | | | | ● | ● | ● |
| オキセサゼイン | | | ● | | | | | | | | | | | | |
| ブチルスコポラミン臭化物 | | | | | | | ● | | | | | | | | |
| チキジウム臭化物 | | | | | | | | ● | | ● | | | | | |
| 炭酸水素ナトリウム | | | | | | ● | | | ● | | | | ● | | ● |
| 水酸化マグネシウム | ● | ● | | ● | | | | | | | | | | | |
| 炭酸マグネシウム | | | | | | | | | | | | | ● | | |
| ケイ酸マグネシウム | | | | | | | | | | | | | | | ● |
| 沈降炭酸カルシウム | ● | | | ● | | | | | | | | | | | ● |
| メタケイ酸アルミン酸マグネシウム | | | | | | ● | | | | | | | | ● | |
| ケイ酸アルミン酸マグネシウム | | | | | | | | | ● | | | | | | |
| 無水リン酸水素カルシウム | ● | ● | | | | | | | | | | | | | |
| トロキシピド | | | | | | | | | | | | | | | ● |
| 合成ヒドロタルサイト | | | | | | | | | | | | ● | | | |
| 銅クロロフィリンカリウム | ● | ● | | | | | | | | | | | | | |
| 銅クロロフィリンナトリウム | | | | | | | | | | | | | ● | | |
| スクラルファート水和物 | | | | | | | | | | | | | ● | | |
| ソファルコン | | | | | | | | | ● | | | | | | |
| セトラキサート塩酸塩 | | | | ● | | | | | | | | | | | |
| アズレンスルホン酸ナトリウム | | | | | | | | | | | | | | | ● |
| ビオヂアスターゼ2000 | | | | ● | ● | | | | | | | ● | ● | | |
| ビオヂアスターゼ1000 | | | | | | | | | | | | | ● | | |
| リパーゼAP6 | | | | | ● | | | | | | | ● | ● | | |
| ニューラーゼ | | | | | ● | | | | | | | | | | |
| プロザイム | | | | | | | | | | | | ● | | | |
| ウルソデオキシコール酸 | | | | | | | | | | | | ● | ● | | |

※早見表は148に続く。

| | サクロン | サクロンS | サクロンQ | 新センロック錠 | ビオフェルミン健胃消化薬錠 | ガストール | ブスコパンA錠 | ストパン | 大正胃腸薬G | 大正胃腸薬P | 大正胃腸薬バランサー | ハイウルソ顆粒 | ハイウルソグリーンS | イノセアグリーン | イノセアバランス |
|---|---|---|---|---|---|---|---|---|---|---|---|---|---|---|---|
| カンゾウ末 | | | | | | | | | | | | | ● | | |
| ソウジュツ乾燥エキス（ソウジュツ末） | | | | | | | | | | | ● | | | ● | |
| ケイヒ末 | | | | | ● | | | | | | ● | ● | ● | | |
| ウイキョウ末 | | | | | | | | | | | | ● | ● | | |
| チョウジ末 | | | | | | | | | | | | | ● | | |
| ショウキョウ末 | | | | | ● | | | | | | ● | | ● | | |
| ゲンチアナ末 | | | | | ● | | | | | | | ● | ● | | |
| チンピ末 | | | | | | | | | | | ● | | | | |
| コウボク乾燥エキス（コウボク末） | | | | | | | | | | | ● | | | | |
| ガジュツエキス | | | | | ● | | | | | | | | | | |
| ウコン末 | | | | | | | | | | | | | ● | | |
| アカメガシワエキス | | | | | ● | | | | | | | | | | |
| ラクトミン（乳酸菌） | | | | | ● | | | | | | | | | | |

## 主な鎮うん薬に含まれる成分早見表

| | トラベルミン | トラベルミン1 | トラベルミンR | トラベルミンファミリー | トラベルミン・ジュニア | アネロン「ニスキャップ」 | アネロン「キャップ」 | センパアトラベル1 | センパアQT | センパアQTジュニア | センパアドリンク | パンシロントラベルSP | エアミットサットF |
|---|---|---|---|---|---|---|---|---|---|---|---|---|---|
| ジフェニドール塩酸塩 | | | ● | | | | | | | | | | |
| スコポラミン臭化水素酸塩水和物 | | ● | ● | ● | | ● | ● | ● | | ● | ● | ● | ● |
| メクリジン塩酸塩 | | ● | | ● | | | | | | | | ● | ● |
| クロルフェニラミンマレイン酸塩 | | | | | | | | ● | ● | ● | | | |
| フェニラミンマレイン酸塩 | | | | | | ● | ● | | | | | | |
| ジフェンヒドラミンサリチル酸塩 | ● | | | | ● | | | | | | | | |
| アリルイソプロピルアセチル尿素 | | | | | | | | | | | | | ● |
| ジプロフィリン | ● | | | | ● | | | | | | | | |
| 無水カフェイン | | | ● | | | ● | ● | | | | | | ● |
| アミノ安息香酸エチル | | | | | | ● | ● | | | | | | |
| ピリドキシン塩酸塩（ビタミンB6） | | | ● | | | ● | ● | | | | | ● | |

# 💊 主な便秘薬に含まれる成分早見表

| | コーラック | コーラックII | コーラックファースト | コーラックファイバー | コーラックハーブ | ビオフェルミン便秘薬 | スルーラックS | スルーラックプラス | スルーラックデトファイバー | スルーラックデルジェンヌ | ビューラックA | 新ウィズワン | 酸化マグネシウムE便秘薬 | 3Aマグネシア | スラーリア便秘内服液 | スラーリア便秘薬 |
|---|---|---|---|---|---|---|---|---|---|---|---|---|---|---|---|---|
| ビサコジル | ● | ● | ● | | | | ● | ● | | | ● | | | | | |
| DSS | | ● | ● | | | | | ● | | | | | | | | |
| ピコスルファートナトリウム | | | | | | ● | | | | | | | | | | |
| ビフィズス菌 | | | | | | ● | | | | | | | | | | |
| ラクトミン（乳酸菌） | | | | | | ● | | | | | | | | | | |
| センノシド | | | | ● | ● | | ● | ● | ● | | | ● | | | | |
| カンゾウ | | | | | ● | | | | | | | | | | | |
| ケツメイシ | | | | ● | | | | | | | | | | | | |
| ジュウヤク | | | | | | | | | | ● | | | | | | |
| アロエ | | | | | | | | | | ● | | | | | | |
| ヨクイニン | | | | | | | | | | | | ● | | | | |
| プランタゴ・オバタ種皮 | | | | ● | | | | | ● | | | ● | | | | |
| 酸化マグネシウム | | | | | | | | | | | | | ● | ● | ● | ● |
| 硫酸マグネシウム | | | | | | | | | | | | | | | ● | |
| 塩酸ピリドキシン | | | | ● | | | | | | | | | | | ● | |
| カスカラサグラダ乾燥エキス | | | | | | | | | | | | ● | | | | |
| チアミン硝化物（ビタミンB1） | | | | ● | | | | | | | | | | | | |
| パントテン酸カルシウム | | | | ● | | | | | | | | | | | | |

## 🫙 主な止瀉薬に含まれる成分早見表

| 成分 | ピタリット | ロペラマックサット | トメダインコーワ錠 | ストッパ下痢止めEX | ストッパエル下痢止めEX | 新タントーゼA | ビオフェルミン止瀉薬 | ビオフェルミン下痢止め | 正露丸（大幸薬品） | セイロガン糖衣A（大幸薬品） | 正露丸（キョクトウ） | 正露丸糖衣（キョクトウ） | エクトール赤玉 |
|---|---|---|---|---|---|---|---|---|---|---|---|---|---|
| 塩酸ロペラミド | ● | ● | ● | | | | | | | | | | |
| ロートエキス（日局ロートエキス） | | | | ● | ● | ● | ● | ● | | | ● | | ● |
| ベルベリン塩化物水和物 | ● | | ● | | | ● | | | | | | | |
| タンニン酸ベルベリン | | | | ● | ● | | | ● | | | | | ● |
| タンニン酸アルブミン | | | | | | | ● | ● | | | | | |
| アクリノール水和物 | | | ● | | | | | | | | | | ● |
| 日局木クレオソート | | | | | | | | | ● | ● | ● | ● | |
| シャクヤク末（シャクヤクエキス） | | | ● | | ● | | | ● | | | | | |
| ゲンノショウコ末（日局ゲンノショウコ末） | | | ● | | | | ● | ● | | | ● | ● | ● |
| オウバク乾燥エキス（日局オウバク末） | | | | | | | | | ● | ● | ● | ● | |
| 日局アセンヤク末 | | | | | | | | | ● | | | | |
| 日局カンゾウ末 | | | | | | | | | ● | | | | |
| チンピ末 | | | | | | | | | ● | | ● | | |
| ビオヂアスターゼ2000 | ● | | | | | | | | | | | | |
| ウルソデオキシコール酸 | | | | | | ● | | | | | | | ● |
| チアミン硝化物（ビタミンB1） | ● | | | | | | | | | | | | |
| リボフラビン（ビタミンB2） | ● | | | | | | | | | | | | |
| ビフィズス菌 | | | | | | | | ● | | | | | |
| フェーカリス菌末（乳酸菌） | | | | | | | ● | | | | | | |

# 主な目薬に含まれる成分早見表

## ▶ 一般点眼薬

| 成分 | ロートクリア | ロートVアクティブ | ロートV11 | Vロートプレミアム | Vロートドライアイプレミアム | ロート養潤水α | ロート新緑水b | ロートゴールド40 | ロートアイストレッチ | ロートアイストレッチコンタクト | 新ロートドライエイドEX | ロートドライエイドコンタクトa | 新なみだロートドライアイ |
|---|---|---|---|---|---|---|---|---|---|---|---|---|---|
| プラノプロフェン | ● | | | | | | | | | | | | |
| イプシロン-アミノカプロン酸 | | | | | | | | | | | | | |
| ネオスチグミンメチル硫酸塩 | | ● | ● | ● | | | | ● | ● | ● | | | |
| コンドロイチン硫酸エステルナトリウム | | ● | ● | ● | | ● | ● | | | ● | ● | ● | ● |
| ヒドロキシエチルセルロース | | | | | | | | | | | ● | ● | |
| ヒプロメロース | | | | | | | | | | | | | ● |
| タウリン | | ● | ● | ● | | ● | | ● | | | | | |
| L-アスパラギン酸カリウム | | | ● | ● | | ● | | | ● | | | | |
| パンテノール | | ● | | ● | | | | | | | | | |
| 硫酸亜鉛水和物 | | | ● | ● | | | | | | | | | |
| ベルベリン塩化物水和物 | | | | | | | ● | | | | | | |
| アズレンスルホン酸ナトリウム水和物 | | | | | | | ● | | | | | | |
| グリチルリチン酸ニカリウム | | ● | ● | ● | | | | | | | | | |
| アラントイン | | | | ● | | | | | ● | | | | |
| ビタミンA | | | | | | | | | | | | | |
| ビタミンB12 | | | | | | | | | | | | | |
| ビタミンB6 | | ● | ● | ● | | | | ● | ● | ● | | | |
| ビタミンB2 | | | | | | | | | | | | | |
| ビタミンE | | | ● | ● | | ● | | | | | | | |
| クロルフェニラミンマレイン酸塩 | | ● | ● | ● | | | ● | ● | ● | ● | | | |
| テトラヒドロゾリン塩酸塩 | | | ● | ● | | | | | ● | | | | |
| ナファゾリン塩酸塩 | | | | | | | | | | | | | |
| ブドウ糖 | | | | | | | | | | | | | |
| 塩化カリウム | | | | | | | | | | | ● | ● | ● |
| 塩化ナトリウム | | | | | | | | | | | ● | ● | ● |
| 塩化カルシウム水和物 | | | | | ● | | | | | | | | ● |
| 硫酸マグネシウム水和物 | | | | | ● | | | | | | | | ● |
| 炭酸水素ナトリウム | | | | | | | | | | | | | |
| ポビドン | | | | | ● | | | | | | | | |

| | なみだロートドライアイコンタクトa | ロートデジアイ | 新V・ロート | ロートリセb | ロートリセコンタクトw | ロートジーb | ロートジーコンタクトb | ロートCキューブクール | ロートビタ40α | スマイル40EXa | スマイル40プレミアムDX | スマイルザメディカルA | サンテメディカルアクティブ | サンテ40プラス | サンテ40ゴールド | サンテ快滴40 | サンテメディカルガードEX | サンテメディカル12 |
|---|---|---|---|---|---|---|---|---|---|---|---|---|---|---|---|---|---|---|
| | | | | | | | | | | | ● | | ● | ● | | | ● | ● |
| | | ● | ● | | | ● | | | ● | ● | ● | | ● | ● | ● | ● | ● | ● |
| | ● | | ● | ● | ● | | | | ● | | ● | | ● | | ● | | ● | ● |
| | | | | | | | | | | | | | | | | | | |
| | ● | | | | ● | | ● | ● | | | | | | | | | | |
| | | ● | | | | | | | | | ● | | ● | ● | ● | ● | ● | ● |
| | | ● | ● | | | ● | | | ● | ● | ● | | ● | | | | ● | ● |
| | | | ● | | | | | | | | | | | ● | ● | | | ● |
| | | | | ● | | ● | | | | | | | | | | | | ● |
| | | | | | | | | | | | | | | | | | | |
| | | ● | | | | | | | | | | | | | | | ● | ● |
| | | | | | | | | | | | | | | | | | | |
| | | | | | | | | | | ● | ● | ● | | | | | | |
| | | | ● | | | | | | | | | | | | | | | ● |
| | | ● | ● | | | ● | | | ● | | ● | | | ● | | | ● | ● |
| | | ● | | | | | | | | | | | | | | | ● | |
| | | | | | | | | | ● | ● | ● | ● | ● | ● | ● | | | |
| | | ● | ● | | | ● | | | | | ● | | ● | | | | ● | ● |
| | | ● | ● | | | ● | | | | | | ● | ● | | | | ● | ● |
| | | ● | | | | | | | | | | | | | | | | |
| | ● | | | | ● | | | | | | | | | | | | | |
| | ● | | | | ● | | ● | ● | | | | | | | | | | |
| | ● | | | | ● | | ● | ● | | | | | | | | | | |
| | | | | | | | | ● | | | | | | | | | | |
| | | | | | | | | | | | | | | | | | | |
| | ● | | | | ● | | | | | | | | | | | | | |
| | | | | | | | | | | | | | | | | | | |

| | サンテボーティエ | サンテボーティエコンタクト | サンテボーティエムーンケア | 新サンテドゥα | サンテドゥプラスEアルファ | サンテPC | サンテPCコンタクト | 大学目薬 | サンテドライケア | ソフトサンティア | ソフトサンティアひとみストレッチ | サンテFXネオ | アイリス40 | アイリス50 |
|---|---|---|---|---|---|---|---|---|---|---|---|---|---|---|
| イプシロン-アミノカプロン酸 | | | | | | | ● | ● | | | | ● | | |
| ネオスチグミンメチル硫酸塩 | | ● | | ● | ● | ● | ● | | | | ● | ● | ● | ● |
| コンドロイチン硫酸エステルナトリウム | ● | | ● | ● | | ● | | | ● | | | | ● | ● |
| タウリン | ● | | | | | | | | ● | | | ● | ● | ● |
| L-アスパラギン酸カリウム | | | ● | ● | | | | | ● | | | ● | | |
| パンテノール | | | ● | | | | | | | | | | | |
| 硫酸亜鉛水和物 | | | | | | | | ● | | | | | | |
| グリチルリチン酸二カリウム | | | | ● | ● | ● | | | | | | | | |
| ビタミンB12 | ● | ● | | ● | ● | ● | | | | | ● | | ● | |
| ビタミンB6 | | ● | | ● | | ● | ● | | | | ● | | | |
| ビタミンB2 | | | | | | | ● | | | | | | ● | ● |
| ビタミンE | | | ● | | ● | | | | | | | | ● | |
| クロルフェニラミンマレイン酸塩 | ● | | | ● | | ● | | | ● | | | ● | ● | |
| テトラヒドロゾリン塩酸塩 | ● | | ● | | | ● | | | | | | ● | | |
| ナファゾリン塩酸塩 | | | | | | | | ● | | | | | | |
| 塩化カリウム | | | | | | | | | | ● | | | | |
| 塩化ナトリウム | | | | | | | | | ● | ● | | | | |

### ▶ アレルギー用点眼薬（かゆみ）

| | ロートアルガードクリニカルショット | ロートアルガードクリアブロックZ | ロートアルガードクリアブロックEXa | ロートアルガードクリアマイルドEXa | ロートアルガード | ロートアルガードコンタクトa | サンテALクール | ザジテンAL点眼薬 |
|---|---|---|---|---|---|---|---|---|
| トラニラスト | ● | | | | | | | |
| プラノプロフェン | ● | ● | ● | ● | | | | |
| イプシロン-アミノカプロン酸 | | | | | | | ● | |
| コンドロイチン硫酸エステルナトリウム | | ● | ● | ● | | ● | | |
| タウリン | ● | | | | | | ● | |
| パンテノール | | | | | | | ● | |
| グリチルリチン酸ニカリウム | | | | | | ● | ● | |
| ビタミンB6 | | | | | | ● | ● | |
| ケトチフェンフマル酸塩 | | | | | | | | ● |
| クロモグリク酸ナトリウム | | ● | ● | ● | | | | |
| クロルフェニラミンマレイン酸塩 | ● | ● | ● | ● | ● | | | |
| テトラヒドロゾリン塩酸塩 | | | | | | ● | ● | |

### ▶ 抗菌目薬

| | ロート抗菌目薬EX | ロート抗菌目薬i | サンテメディカル抗菌 | サンテ抗菌新目薬 | 抗菌アイリス使いきり |
|---|---|---|---|---|---|
| スルファメトキサゾールナトリウム | ● | ● | | | |
| スルファメトキサゾール | | | ● | ● | ● |
| イプシロン-アミノカプロン酸 | | ● | | | ● |
| タウリン | | | ● | ● | |
| グリチルリチン酸ニカリウム | ● | ● | ● | ● | ● |
| ビタミンB6 | | | ● | | ● |
| ビタミンE | ● | | | | |
| クロルフェニラミンマレイン酸塩 | ● | | | ● | |

▶ **湿布薬**

| | ロキソニンSテープ | のびのびサロンシップS | パテックスうすぴたシップ | ボルタレンEXテープ | トクホン | フェイタスZ αジクサス | フェイタス5・0 | フェイタス5・0温感 | フェイタスシップ | サロンパスEX | サロンパスEX温感 |
|---|---|---|---|---|---|---|---|---|---|---|---|
| ロキソプロフェンナトリウム水和物 | ● | | | | | | | | | | |
| ジクロフェナクナトリウム | | | | ● | | ● | | | | | |
| フェルビナク | | | | | | | ● | ● | ● | | |
| インドメタシン | | | | | | | | | | ● | ● |
| ケトプロフェン | | | | | | | | | | | |
| サリチル酸メチル | | | | | ● | | | | | | |
| サリチル酸グリコール | | ● | ● | | | | | | | | |
| グリチルレチン酸 | | ● | | | ● | | | | | | |
| ノニル酸ワニリルアミド | | | | | | | | ● | | | |
| ビタミンE酢酸エステル | | ● | | | ● | | | ● | | | |
| l-メントール | | ● | ● | | ● | ● | ● | ● | | ● | ● |
| dl-カンフル | | | | | ● | | | | | | |
| アルニカチンキ | | | ● | | | | | | | | |
| トウガラシエキス | | | | | | | | | | | ● |

外用消炎鎮痛薬

| サロンパス30 | サロンパス30ホット | ら・サロンパス | サロンパス-ハイ | サロンパスAe | バンテリンコーワパップS | バンテリンコーワパップホット | バンテリンコーワパットEX | オムニードケトプロフェンパップ | オムニードフェルビナク | オムニードFBプラスターα | パスタイムZX | パスタイムFX7 | パスタイムFX7温感 | パスタイムA | パスタイムH |
|---|---|---|---|---|---|---|---|---|---|---|---|---|---|---|---|
|  |  |  |  |  |  |  |  |  |  |  |  |  |  |  |  |
|  |  |  |  |  |  |  |  |  |  |  | ● |  |  |  |  |
|  |  |  |  |  |  |  |  |  | ● | ● |  | ● | ● |  |  |
|  |  |  |  |  | ● | ● | ● |  |  |  |  |  |  |  |  |
|  |  |  |  |  |  |  |  | ● |  |  |  |  |  |  |  |
|  |  |  |  | ● |  |  |  |  |  |  |  |  |  |  |  |
| ● | ● | ● | ● |  |  |  |  |  |  |  |  |  |  | ● | ● |
| ● | ● |  |  |  |  |  |  |  |  |  |  |  |  |  |  |
|  |  |  | ● |  |  |  |  |  |  |  |  |  | ● | ● | ● |
| ● | ● |  |  | ● |  |  |  |  |  | ● |  |  |  | ● |  |
| ● | ● | ● | ● | ● |  |  | ● |  | ● | ● |  |  |  | ● | ● |
|  |  |  |  | ● |  |  |  |  |  |  |  |  |  |  |  |
|  |  |  |  |  |  |  | ● |  |  |  |  |  |  |  |  |
|  | ● |  |  |  |  |  |  |  |  |  |  |  |  |  |  |

### ▶ 塗布薬

| | ロキソニンSゲル | ボルタレンEXローション | ボルタレンEXゲル | ボルタレンACローション | ボルタレンACゲル | トクホンチールA | フェイタスローション | フェイタスクリーム | フェイタスゲル | フェイタスチックEX | フェイタスZαローション |
|---|---|---|---|---|---|---|---|---|---|---|---|
| ロキソプロフェンナトリウム水和物 | ● | | | | | | | | | | |
| ジクロフェナクナトリウム | | ● | ● | ● | ● | | | | | | ● |
| フェルビナク | | | | | | | ● | ● | ● | ● | |
| インドメタシン | | | | | | | | | | | |
| サリチル酸メチル | | | | | | | | | | | |
| サリチル酸グリコール | | | | | | ● | | | | | |
| グリチルレチン酸 | | | | | | ● | | | | | |
| ノニル酸ワニリルアミド | | | | | | ● | | | | | |
| ノナン酸バニリルアミド | | | | | | | | | | | |
| ビタミンE酢酸エステル | | | | | | ● | | | | | |
| l-メントール | | ● | ● | | | ● | ● | ● | ● | ● | ● |
| dl-カンフル | | | | | | | | | | | |
| ニコチン酸ベンジルエステル | | | | | | | | | | | |
| カプサイシン | | | | | | | | | | | |
| クロルフェニラミンマレイン酸塩 | | | | | | | | | | | |
| チモール | | | | | | | | | | | |
| ユーカリ油 | | | | | | | | | | | |
| テレビン油 | | | | | | | | | | | |

外用消炎鎮痛薬

| フェイタスZクリーム | フェイタスZゲル | バンテリンコーワクリーミィーゲルEX | バンテリンコーワクリームEX | バンテリンコーワ液EX | コムレケアヨコヨコ | アンメルシン1%ヨコヨコ | アンメルツゴールドEX | アンメルツヨコヨコ | ニューアンメルツヨコヨコA | サロメチールジクロロローション | サロメチールFBローションα | サロメチール | ゼノールジクロダイレクト | ゼノール エクサムSX | メンソレータムのラブ |
|---|---|---|---|---|---|---|---|---|---|---|---|---|---|---|---|
|  |  |  |  |  |  |  |  |  |  |  |  |  |  |  |  |
| ● | ● |  |  |  |  |  |  |  |  | ● |  |  | ● |  |  |
|  |  |  |  |  | ● |  | ● |  |  |  | ● |  |  | ● |  |
|  |  | ● | ● | ● |  | ● |  |  |  |  |  |  |  |  |  |
|  |  |  |  |  |  |  |  | ● |  |  |  | ● |  |  | ● |
|  |  |  |  |  |  |  |  |  | ● |  |  | ● |  |  |  |
|  |  |  |  |  |  |  |  |  |  |  |  |  |  |  |  |
|  |  |  |  |  |  |  |  |  |  |  |  |  |  |  |  |
|  |  |  |  |  |  |  | ● | ● | ● |  |  |  |  |  |  |
|  |  | ● | ● |  | ● |  |  |  |  |  |  |  |  |  |  |
|  |  | ● | ● | ● | ● |  | ● | ● | ● |  | ● | ● | ● | ● | ● |
|  |  |  |  |  |  |  |  | ● |  |  |  | ● |  |  |  |
|  |  |  |  |  |  |  |  |  | ● |  |  | ● |  |  |  |
|  |  |  |  |  |  |  |  |  |  |  |  | ● |  |  |  |
|  |  |  |  |  |  |  | ● | ● | ● |  |  |  |  |  |  |
|  |  |  |  |  |  |  |  | ● |  |  |  | ● |  |  |  |
|  |  |  |  |  |  |  |  |  |  |  |  | ● |  |  | ● |
|  |  |  |  |  |  |  |  |  |  |  |  |  |  |  | ● |

# 主な皮膚疾患用薬に含まれる成分早見表

| | フルコートf | コートfAT | コートfMD | ベトネベートクリームS | ベトネベートN軟膏AS | ムヒアルファEX | ムヒアルファSII | 液体ムヒS2a | ムヒS | プレバリンα軟膏 | メンソレータムメディックイッククリームS | テレスHiクリームS | テレスHi軟膏S | オイチミンD |
|---|---|---|---|---|---|---|---|---|---|---|---|---|---|---|
| フルオシノロンアセトニド | ● | | | | | | | | | | | | | |
| ベタメタゾン吉草酸エステル | | | | ● | ● | | | | | | | | | |
| プレドニゾロン吉草酸エステル酢酸エステル | | ● | | | | ● | | | | ● | ● | ● | ● | |
| ヒドロコルチゾン酪酸エステル | | | | | | | | | | | | | | |
| ヒドロコルチゾン酢酸エステル | | | | | | | | | | | | | | |
| デキサメタゾン酢酸エステル | | | | | | | ● | ● | | | | | | |
| デキサメタゾン | | | | | | | | | | | | | | ● |
| ヒドロコルチゾン | | | | | | | | | | | | | | |
| プレドニゾロン | | | ● | | | | | | | | | | | |
| フラジオマイシン硫酸塩 | ● | | | | ● | | | | | | | | | |
| バシトラシン | | | | | | | | | | | | | | |
| コリスチン硫酸塩 | | | | | | | | | | | | | | |
| オキシテトラサイクリン塩酸塩 | | | | | | | | | | | | | | |
| ポリミキシンB硫酸塩 | | | | | | | | | | | | | | |
| ジフェンヒドラミン塩酸塩（ジフェンヒドラミン） | | | | | | ● | ● | ● | ● | | | ● | ● | |
| リドカイン | | ● | | | | | | | | ● | ● | | | |
| アミノ安息香酸エチル | | | | | | | | | | | | | | |
| ジブカイン塩酸塩 | | | | | | | | | | | | | | |
| クロタミトン | | | | | | ● | ● | | | | ● | ● | | |
| l-メントール（dl-メントール） | | | | | | ● | ● | ● | ● | | | | | |

| | タクトプラスクリーム | ポリベビー | ドルマイコーチ軟膏 | ドルマイシン軟膏 | オイラックスPZリペア軟膏 | オイラックスA | オイラックスDX軟膏 | オイラックスソフト | ロコイダンクリーム | テラ・コートリル軟膏a | テラマイシン軟膏a | エマゼン軟膏 | フェミニーナ軟膏s | デリケアb | デリケアエムズ | イハダ プリスクリードD | イハダ プリスクリードAA | ラナケインS |
|---|---|---|---|---|---|---|---|---|---|---|---|---|---|---|---|---|---|---|
| | | | | | | | | | | | | | | | | | | |
| | | | | | ● | | | | | | | | | | | | | |
| | | | | | | | | | ● | | | | | | | | | |
| | | | ● | | | ● | | | | | | | | | | | | |
| | ● | | | | | | ● | | | | | ● | | | | | | |
| | | | | | | | | | | ● | | | | | | | | |
| | | | | | | | | | | | | | | | | | | |
| | | | ● | | | | | | | | | | | | | | | |
| | | | ● | ● | | | | | | | | | | | | | | |
| | | | | ● | | | | | | | | | | | | | | |
| | | | | | | | | | | ● | ● | | | | | | | |
| | | | | | | | | | | | ● | | | | | | | |
| | ● | ● | | | | ● | | ● | | | | | ● | ● | ● | | | ● |
| | | | | | | | | | | | | | ● | | | | | |
| | | | | | | | | | | | | | | | | | | ● |
| | ● | | | | | | | | | | | | | | | | | |
| | | | | | ● | ● | ● | ● | | | | | | | | | | |
| | ● | | | | | | | | | | | ● | | | ● | | | |

※早見表はP162-163に続く。

| | フルコートf | コートfAT | コートfMD | ベトネベートクリームS | ベトネベートN軟膏AS | ムヒアルファEX | ムヒアルファS II | 液体ムヒS2a | ムヒS | プレバリンα軟膏 | メンソレータムメディクイッククリームS | テレスHiクリームS | テレスHi軟膏S | オイチミンD |
|---|---|---|---|---|---|---|---|---|---|---|---|---|---|---|
| dl-カンフル | | | | | | ● | ● | ● | ● | | | | | |
| アラントイン | | | | | | | | | | | ● | | | |
| 酸化亜鉛 | | | | | | | | | | | | | | |
| ウフェナマート | | | | | | | | | | | | | | |
| グリチルレチン酸 | | | ● | | | | ● | ● | ● | | | | | |
| ヘパリン類似物質 | | | | | | | | | | | | | | |
| トコフェロール酢酸エステル | | ● | | | | | | | | ● | | ● | ● | |
| レチノールパルミチン酸エステル（ビタミンA油） | | | | | | | | | | | | | | |
| エルゴカルシフェロール（ビタミンD2） | | | | | | | | | | | | | | |
| イソプロピルメチルフェノール | | ● | | | | ● | ● | ● | ● | ● | ● | ● | ● | |
| トリクロロカルバニリド | | | | | | | | | | | | | | ● |

| タクトプラスクリーム | ポリベビー | ドルマイコーチ軟膏 | ドルマイシン軟膏 | オイラックスPZリパア軟膏 | オイラックスA | オイラックスDX軟膏 | オイラックスソフト | ロコイダンクリーム | テラ・コートリル軟膏a | テラマイシン軟膏a | エマゼン軟膏 | フェミニーナ軟膏s | デリケアb | デリケアエムズ | イハダ プリスクリードD | イハダ プリスクリードAA | ラナケインS |
|---|---|---|---|---|---|---|---|---|---|---|---|---|---|---|---|---|---|
| ● |  |  |  |  |  |  |  |  |  |  |  |  |  |  |  |  |  |
|  |  |  |  | ● | ● | ● | ● |  |  |  |  |  |  |  |  |  |  |
|  | ● |  |  |  |  |  |  |  |  |  |  |  |  |  |  |  |  |
|  |  |  |  |  |  |  |  |  |  |  |  |  |  |  | ● | ● |  |
|  |  |  |  | ● | ● | ● | ● |  |  |  |  |  | ● | ● |  |  |  |
|  |  |  |  |  |  |  |  |  |  |  |  |  |  |  |  |  |  |
|  |  |  |  | ● |  | ● | ● |  |  |  | ● | ● | ● | ● | ● | ● |  |
|  | ● |  |  |  |  |  |  |  |  |  | ● |  |  |  |  | ● |  |
|  | ● |  |  |  |  |  |  |  |  |  |  |  |  |  |  |  |  |
| ● |  |  |  | ● | ● | ● | ● |  |  |  | ● | ● | ● |  |  |  | ● |
|  | ● |  |  |  |  |  |  |  |  |  |  |  |  |  |  |  |  |

# 主なビタミン・保健薬に含まれる成分早見表

| 成分 | アリナミンA | アリナミンEXプラス | アリナミンEXプラスα | アリナミンEXゴールド | ナボリンS | ナボリンEB錠 | エスファイトゴールド | エスファイトゴールドDX | キューピーコーワゴールドA | キューピーコーワゴールドα | キューピーコーワゴールドαプラス |
|---|---|---|---|---|---|---|---|---|---|---|---|
| フルスルチアミン | ● | ● | ● | ● | ● | ● | | | | | |
| ビスベンチアミン | | | | | | | ● | ● | | | |
| チアミン硝化物 | | | | | | | | | ● | ● | ● |
| リボフラビン（V.B2） | ● | | ● | | | | | | ● | ● | ● |
| ピリドキシン塩酸塩（V.B6） | ● | ● | ● | ● | ● | ● | | | | | |
| メコバラミン（活性型ビタミンB12） | | | | ● | ● | ● | | | | | |
| シアノコバラミン（V.B12） | ● | ● | ● | | | | ● | | | | |
| ビタミンEコハク酸エステルカルシウム | | ● | ● | ● | | | | ● | ● | ● | ● |
| 酢酸d-α-トコフェロール | | | | | ● | ● | | | | | |
| L-アスコルビン酸（V.C） | | | | | | | | | ● | ● | ● |
| ビタミンA油（V.A） | | | | | | | | | ● | | |
| ニコチン酸アミド | | | | | | | | ● | ● | ● | |
| 葉酸 | | | | ● | ● | | | | | | |
| パントテン酸カルシウム | ● | ● | ● | | | | | | | | |
| ガンマ-オリザノール | | ● | ● | ● | | | ● | ● | | | |
| トウキ | | | | | | | | | | | ● |
| エゾウコギ | | | | | | | | | | ● | ● |
| オウギ | | | | | | | | | | ● | ● |
| オキソアミヂン末 | | | | | | | | | ● | ● | ● |
| L-アルギニン塩酸塩 | | | | | | | | | ● | ● | ● |
| 無水カフェイン | | | | | | | | | ● | ● | ● |

| | ハイチオールCプラス2 | ハイチオールCホワイティア | ハイチオールBクリア | システィナC | ハイシーホワイト2 | ハイシーBメイト2 | チョコラBBルーセントC | チョコラBBプラス | チョコラBBピュア | チョコラBBローヤルT | チョコラAD |
|---|---|---|---|---|---|---|---|---|---|---|---|
| L-システイン | ● | ● | ● | ● | ● | ● | ● | | | | |
| チアミン硝化物 | | | ● | | | | | | ● | ● | ● |
| リボフラビン（V.B2） | | | ● | | | ● | ● | | ● | | |
| ピリドキシン塩酸塩（V.B6） | | | ● | ● | | | ● | | ● | | |
| ビタミンEコハク酸エステルカルシウム | | | | | ● | | ● | | | | |
| 酢酸d-α-トコフェロール | | | | | | | | | | | ● |
| L-アスコルビン酸（V.C） | ● | ● | ● | ● | ● | ● | ● | | ● | | |
| ビタミンA油（V.A） | | | | | | | | | | | ● |
| コレカルシフェロール（V.D） | | | | | | | | | | | ● |
| ニコチン酸アミド | | | ● | | | | ● | ● | ● | ● | |
| ビオチン | | | ● | | | ● | | | | | |
| パントテン酸カルシウム | ● | ● | ● | ● | ● | | | ● | | | |
| タウリン | | | | | | | | | | ● | |
| ローヤルゼリー | | | | | | | | | | ● | |
| 無水カフェイン | | | | | | | | | | ● | |

| | ユベラックスα2 | ユベラックス | ユベラーCソフト | ビトン-ハイECB2 | ユンケルEC | ネーブルファイン |
|---|---|---|---|---|---|---|
| リボフラビン（V.B2） | | | | ● | ● | |
| d-α-トコフェロール | ● | ● | | | ● | ● |
| 酢酸d-α-トコフェロール | | | ● | ● | | |
| L-アスコルビン酸（V.C） | | | ● | ● | ● | |
| ガンマ-オリザノール | | | | | | ● |

# 主な漢方薬一覧

## 風邪に関連する処方

| 漢方薬 | 構成生薬 | 効能・効果 |
|---|---|---|
| 葛根湯<br>（かっこんとう） | カッコン、マオウ、タイソウ、ケイヒ、シャクヤク、カンゾウ、ショウキョウ | ●体力中等度以上のものの次の諸症：感冒の初期（汗をかいていないもの）、鼻かぜ、鼻炎、頭痛、肩こり、筋肉痛、手や肩の痛み<br>●体の虚弱な人、胃腸の弱い人、発汗傾向の著しい人には向かない<br>副：まれに生じる重篤なものに肝機能障害 |
| 麻黄湯<br>（まおうとう） | マオウ、キョウニン、ケイヒ、カンゾウ | ●体力充実して、風邪のひき始めで、寒気がして発熱、頭痛があり、咳が出て体の節々が痛く汗が出ていないものの次の諸症：感冒、鼻かぜ、気管支炎、鼻づまり<br>●胃腸の弱い人、発汗傾向の著しい人には向かない（漢方処方製剤としての麻黄湯はマオウの含有量が多くなるため、体の弱い人は使用しない） |
| 小青竜湯<br>（しょうせいりゅうとう） | ハンゲ、マオウ、シャクヤク、カンキョウ、カンゾウ、ケイヒ、サイシン、ゴミシ | ●体力中等度またはやや虚弱で、薄い水様の痰をともなう咳や鼻水が出るものの次の諸症：気管支炎、気管支喘息、鼻炎、アレルギー性鼻炎、むくみ、感冒、花粉症<br>●体の虚弱な人、胃腸の弱い人、発汗傾向の著しい人には向かない<br>副：重篤なものとして肝機能障害、間質性肺炎 |
| 柴胡桂枝湯<br>（さいこけいしとう） | サイコ、ハンゲ、ケイヒ、シャクヤク、オウゴン、ニンジン、タイソウ、カンゾウ、ショウキョウ | ●体力中等度またはやや虚弱で、多くは腹痛をともない、ときに微熱・寒気・頭痛・吐き気などのあるものの次の諸症：胃腸炎、風邪の中期から後期の症状<br>副：重篤なものとして、間質性肺炎、肝機能障害、膀胱炎様症状 |
| 桂枝湯（けいしとう） | ケイヒ、シャクヤク、タイソウ、カンゾウ、ショウキョウ | ●体力虚弱で、汗が出るものの風邪の初期に用いられる |
| 香蘇散（こうそさん） | コウブシ、ソヨウ、カンゾウ、ショウキョウ、チンピ | ●体力虚弱で、神経過敏で気分がすぐれず胃腸の弱いものの次の諸症：風邪の初期、血の道症（月経、妊娠、出産、産後、更年期などのホルモン変動にともなう精神不安やイライラなどの精神症状、身体症状） |
| 半夏厚朴湯<br>（はんげこうぼくとう） | ハンゲ、ブクリョウ、コウボク、ソヨウ、ショウキョウ | ●体力中等度を目安として幅広く応用できる<br>●気分がふさいで、咽喉・食道部に異物感があり、ときに動悸、めまい、嘔気などをともなう次の諸症：不安神経症、神経性胃炎、つわり、咳、しわがれ声、のどのつかえ感<br>⇒商品名：ストレージ タイプH　など |
| 麦門冬湯<br>（ばくもんどうとう） | バクモンドウ、ハンゲ、コウベイ、タイソウ、ニンジン、カンゾウ | ●体力中等度以下で、痰が切れにくく、ときに強く咳込み、または咽頭の乾燥感があるものの次の諸症：から咳、気管支炎、気管支喘息、咽頭炎、しわがれ声<br>●水様痰の多い人には不向きとされる<br>副：重篤なものに間質性肺炎、肝機能障害 |
| 竹茹温胆湯<br>（ちくじょうんたんとう） | ハンゲ、サイコ、チクジョ、ブクリョウ、バクモンドウ、チンピ、キジツ、コウブシ、キキョウ、オウレン、カンゾウ、ショウキョウ、ニンジン | ●体力中等度のものの次の諸症：風邪、インフルエンザ、肺炎などの回復期に熱が長引いたり、また平熱になっても気分がさっぱりせず、咳や痰が多くて安眠ができないもの |

## 痛みに用いる処方

| 漢方薬 | 構成生薬 | 効能・効果 |
|---|---|---|
| 芍薬甘草湯<br>（しゃくやくかんぞうとう） | シャクヤク、カンゾウ | ●体力にかかわらず、筋肉の急激な痙攣をともなう痛みのあるものの次の諸症：こむらがえり、筋肉の痙攣、腹痛、腰痛<br>●服用は症状がある時だけにとどめ、連用は避ける<br>副：まれに生じる重篤なものに肝機能障害、間質性肺炎、鬱血性心不全、心室頻拍<br>⇒商品名：コムレケア　など |

| 漢方薬 | 構成生薬 | 効能・効果 |
|---|---|---|
| 疎経活血湯<br>（そけいかっけつとう） | トウキ、ジオウ、ソウジュツ、センキュウ、トウニン、ブクリョウ、シャクヤク、ゴシツ、イレイセン、ボウイ、キョウカツ、ボウフウ、リュウタン、チンピ、ショウキョウ、ビャクシ、カンゾウ | ●体力中等度で痛みがあり、ときにしびれがあるものの次の諸症：関節痛、神経痛、腰痛、筋肉痛<br>●胃腸が弱い人には向かない |
| 独活葛根湯<br>（どっかつかっこんとう） | カッコン、ジオウ、ケイヒ、シャクヤク、マオウ、ドクカツ、ショウキョウ、タイソウ、カンゾウ | ●体力中等度またはやや虚弱なものの次の諸症：四十肩、五十肩、寝ちがえ、肩こり<br>⇒商品名：肩用ラックル　など |
| 呉茱萸湯<br>（ごしゅゆとう） | ゴシュユ、ニンジン、タイソウ、ショウキョウ | ●体力中等度以下で手足が冷えて肩がこり、ときにみぞおちが膨満するものの次の諸症：頭痛、頭痛にともなう吐き気・嘔吐、しゃっくり |
| 釣藤散<br>（ちょうとうさん） | セッコウ、チョウトウコウ、チンピ、ハンゲ、バクモンドウ、ブクリョウ、ニンジン、ボウフウ、キクカ、カンゾウ、ショウキョウ | ●体力中等度で、慢性に経過する頭痛、めまい、肩こりなどがあるものの次の諸症：慢性頭痛、神経症、高血圧の傾向があるもの<br>●胃腸虚弱で冷え症の人には、消化器系の副作用（食欲不振、胃部不快感等）が現れやすいので向かない<br>⇒商品名：漢方ズッキノン　など |
| 当帰四逆加呉茱萸生姜湯<br>（とうきしぎゃくかごしゅゆしょうきょうとう） | トウキ、ケイヒ、シャクヤク、モクツウ、サイシン、カンゾウ、タイソウ、ゴシュユ、ショウキョウ | ●体力中等度以下で、手足の冷えを感じ、下肢の冷えが強く、下肢または下腹部が痛くなりやすいものの次の諸症：冷え症、腰痛、下腹部痛、頭痛、しもやけ、下痢、月経痛<br>●胃腸の弱い人には向かない |
| 桂枝加苓朮附湯<br>（けいしかりょうじゅつぶとう） | ケイヒ、シャクヤク、タイソウ、ビャクジュツ、ブクリョウ、ショウキョウ、カンゾウ、ブシ | ●体力虚弱で、汗が出て、手足が冷えてこわばり、ときに尿量が少ないものの次の諸症：関節痛、神経痛<br>●のぼせが強く赤ら顔で体力が充実している人では、動悸、のぼせ、ほてりの副作用が出やすいので向かない |
| 牛車腎気丸<br>（ごしゃじんきがん） | ジオウ、サンシュユ、サンヤク、タクシャ、ブクリョウ、ボタンピ、ゴシツ、シャゼンシ、ケイヒ、ブシ | ●体力中等度以下で、疲れやすくて、四肢が冷えやすく尿量減少し、むくみがあり、ときに口渇があるものの次の諸症：下肢痛、腰痛、しびれ、高齢者のかすみ目、かゆみ、排尿困難、頻尿、むくみ、高血圧の随伴症状（肩こり、頭重、耳鳴り）<br>●胃腸が弱く下痢しやすい人、のぼせが強く赤ら顔で体力の充実している人では、胃部不快感、腹痛、のぼせ、動悸等の副作用が現れやすく向かない<br>⇒商品名：ベルアベトン、ウロバランス　など |

### ▶ 鎮咳去痰に用いる処方

| 漢方薬 | 構成生薬 | 効能・効果 |
|---|---|---|
| 麦門冬湯<br>（ばくもんどうとう） | 166ページ参照 | 166ページ参照 |
| 五虎湯（ごことう） | マオウ、キョウニン、カンゾウ、セッコウ、ソウハクヒ | ●体力中等度以上で、咳が強く出るものの次の諸症：咳、気管支喘息、気管支炎、小児喘息、感冒、痔の痛み |
| 麻杏甘石湯<br>（まきょうかんせきとう） | マオウ、キョウニン、カンゾウ、セッコウ | ●体力中等度以上で、咳が出て、ときにのどが渇くものの次の諸症：咳、小児喘息、気管支喘息、気管支炎、感冒、痔の痛み |
| 清肺湯<br>（せいはいとう） | トウキ、バクモンドウ、ブクリョウ、オウゴン、キキョウ、キョウニン、サンシシ、ソウハクヒ、タイソウ、チンピ、テンモンドウ、バイモ、カンゾウ、ゴミシ、ショウキョウ、チクジョ | ●体力中等度で、咳が続き、痰が多くて切れにくいものの次の諸症：痰の多い咳、気管支炎<br>⇒商品名：ダスモック　など |
| 甘草湯（かんぞうとう） | ダイオウ、カンゾウ | ●激しい咳、咽喉痛、口内炎、しわがれ声に用いられる<br>●服用は短期間にとどめ、連用はしない |
| 半夏厚朴湯<br>（はんげこうぼくとう） | 166ページ参照 | 166ページ参照 |

## のどの痛みに用いる処方

| 漢方薬 | 構成生薬 | 効能・効果 |
|---|---|---|
| 銀翹散<br>（ぎんぎょうさん） | キンギンカ、レンギョウ、キキョウ、カンゾウ、ハッカ、タンズシ、ゴボウシ、タンチクヨウ、ケイガイ、レイヨウカク | ●体力にかかわらず広く応用できる<br>●ひき始めの熱風邪、のどの痛み、咳、痰に用いられる<br>●冷やす作用の強い処方なので、ゾクゾクと寒気のするタイプの風邪には用いない |
| 桔梗湯（ききょうとう） | キキョウ、カンゾウ | ●体力にかかわらず広く応用できる<br>●のどが腫れて痛み、ときに咳が出るものの次の諸症：扁桃炎、扁桃周囲炎<br>●胃腸が弱く下痢しやすい人には向かない |
| 駆風解毒湯<br>（くふうげどくとう） | ボウフウ、ゴボウシ、キキョウ、レンギョウ、セッコウ、ケイガイ、キョウカツ、カンゾウ | ●体力にかかわらず、のどが腫れて痛むものの次の諸症：扁桃炎、扁桃周囲炎<br>●体の虚弱な人、胃腸が弱く下痢しやすい人には向かない<br>●水またはぬるま湯に溶かして、うがいしながら少しずつゆっくり服用する。トローチ剤もある |
| 響声破笛丸<br>（きょうせいはてきがん） | レンギョウ、キキョウ、カンゾウ、ダイオウ、シュクシャ、センキュウ、カシ、アセンヤク、ハッカ | ●体力にかかわらず広く応用でき、しわがれ声、咽喉不快に用いられる<br>●胃腸が弱く下痢しやすい人には向かない<br>●下剤を服用している人は、腹痛、激しい腹痛をともなう下痢が現れやすいので「相談すること」とされている |

## 鼻炎症状やアレルギーに用いる処方

| 漢方薬 | 構成生薬 | 効能・効果 |
|---|---|---|
| 荊芥連翹湯<br>（けいがいれんぎょうとう） | トウキ、シャクヤク、センキュウ、ジオウ、オウレン、オウゴン、オウバク、サンシシ、レンギョウ、ケイガイ、ボウフウ、ハッカ、キジツ、カンゾウ、ビャクシ、キキョウ、サイコ | ●体力中等度以上で皮膚の色が浅黒く、ときに手足の裏に脂汗をかきやすく腹壁が緊張しているものの次の諸症：蓄膿症、慢性鼻炎、慢性扁桃炎、にきび<br>●胃腸の弱い人には向かない<br>副：重篤なものに肝機能障害、間質性肺炎<br>⇒商品名：ベルエムピL錠　など |
| 辛夷清肺湯<br>（しんいせいはいとう） | シンイ、ビワヨウ、チモ、ビャクゴウ、オウゴン、サンシシ、バクモンドウ、セッコウ、ショウマ | ●体力中等度以上で、濃い鼻汁が出て、ときに熱感をともなうものの次の諸症：鼻づまり、慢性鼻炎、蓄膿症<br>●体の虚弱な人、胃腸虚弱で冷え症の人には向かない<br>副：重篤なものに肝機能障害、間質性肺炎、腸間膜静脈硬化症<br>⇒商品名：チクナイン　など |
| 葛根湯加川芎辛夷<br>（かっこんとうかせんきゅうしんい） | カッコン、マオウ、タイソウ、センキュウ、シンイ、ケイヒ、シャクヤク、カンゾウ、ショウキョウ | ●比較的体力のあるものの次の諸症：鼻づまり、蓄膿症、慢性鼻炎<br>●体の虚弱な人、胃腸が弱い人、発汗傾向の著しい人には向かない<br>⇒商品名：ベルエムピK葛根湯加川芎辛夷エキス錠　など |
| 小青竜湯<br>（しょうせいりゅうとう） | 166ページ参照 | 166ページ参照 |

## 皮膚症状やアレルギーに用いる処方

| 漢方薬 | 構成生薬 | 効能・効果 |
|---|---|---|
| 十味敗毒湯<br>（じゅうみはいどくとう） | サイコ、オウヒ、キキョウ、センキュウ、ブクリョウ、ボクソウ、ボウフウ、ドクカツ、カンゾウ、ケイガイ、ショウキョウ | ●体力中等度なものの皮膚疾患で、発赤があり、ときに化膿するものの次の諸症：化膿性皮膚疾患・急性皮膚疾患の初期、じん麻疹、湿疹・皮膚炎、水虫<br>●体の虚弱な人、胃腸が弱い人には向かない |
| 当帰飲子<br>（とうきいんし） | トウキ、ジオウ、シャクヤク、センキュウ、ハマボウフウ、シツリシ、オウギ、ケイガイ、カンゾウ、カシュウ | ●体力中等度で冷え症で、皮膚が乾燥するものの次の諸症：湿疹・皮膚炎（分泌物の少ないもの）、かゆみ<br>●胃腸が弱く下痢をしやすい人には向かない |

| 茵蔯蒿湯<br>（いんちんこうとう） | インチンコウ、サンシシ、ダイオウ | ●体力中等度以上で口渇があり、尿量少なく、便秘するものの次の諸症：じん麻疹、口内炎、皮膚のかゆみ<br>●体の虚弱な人、胃腸が弱く下痢しやすい人には向かない |
|---|---|---|
| 消風散<br>（しょうふうさん） | トウキ、ジオウ、セッコウ、ボウフウ、ソウジュツ、モクツウ、ゴボウシ、チモ、ゴマ、センタイ、クジン、ケイガイ、カンゾウ | ●体力中等度以上の人の皮膚疾患で、かゆみが強くて分泌物が多く、ときに局所の熱感があるものの次の諸症：湿疹・皮膚炎、じん麻疹、水虫、あせも<br>●胃腸が弱く下痢をしやすい人には向かない |
| 清上防風湯<br>（せいじょうぼうふうとう） | ケイガイ、オウレン、ハッカ、キジツ、カンゾウ、サンシシ、センキュウ、オウゴン、レンギョウ、ビャクシ、キキョウ、ハマボウフウ | ●体力中等度以上で、赤ら顔でときにのぼせがあるものの次の諸症：にきび、顔面・頭部の湿疹・皮膚炎、酒さ鼻（赤鼻）<br>●胃腸の弱い人では食欲不振、胃部不快感の副作用が現れやすく向かない<br>副：まれに生じる重篤なものに肝機能障害、間質性肺炎 |

## ▶ 胃の不調に用いる処方

| 漢方薬 | 構成生薬 | 効能・効果 |
|---|---|---|
| 安中散<br>（あんちゅうさん） | ケイヒ、エンゴサク、ボレイ、ウイキョウ、シュクシャ、カンゾウ、リョウキョウ | ●体力中等度以下で腹部筋肉が弛緩する傾向にあり、胃痛または腹痛があって、ときに胸やけや、げっぷ、食欲不振、吐き気などをともなうものの次の諸症：神経性胃炎、慢性胃炎、胃腸虚弱<br>⇒商品名：安中散＋芍薬甘草湯＝大正漢方胃腸薬、ストレージ タイプ I　など |
| 人参湯（にんじんとう） | カンキョウ、カンゾウ、ソウジュツ、ニンジン | ●体力虚弱で、疲れやすくて手足などが冷えやすいものの次の諸症：胃腸虚弱、下痢、嘔吐、胃痛、腹痛、急・慢性胃炎 |
| 平胃散（へいいさん） | ソウジュツ、コウボク、チンピ、タイソウ、カンゾウ、ショウキョウ | ●体力中等度以上で、胃がもたれて消化が悪く、ときに吐き気、食後に腹が鳴って下痢の傾向のある人における食べすぎによる胃のもたれ、急・慢性胃炎、消化不良、食欲不振に用いられる |
| 六君子湯<br>（りっくんしとう） | ニンジン、ソウジュツ、ブクリョウ、ハンゲ、チンピ、タイソウ、カンゾウ、ショウキョウ | ●体力中等度以下で、胃腸が弱く、食欲がなく、みぞおちがつかえて疲れやすく、貧血性で手足が冷えやすいものの次の諸症：胃炎、胃腸虚弱、胃下垂、消化不良、食欲不振、胃痛、嘔吐<br>副：重篤なものに肝機能障害<br>⇒商品名：ギャクリア　など |
| 半夏瀉心湯<br>（はんげしゃしんとう） | ハンゲ、オウゴン、カンキョウ、ニンジン、カンゾウ、タイソウ、オウレン | ●体力中等度で、みぞおちがつかえた感じがあり、ときに悪心、嘔吐があり食欲不振で腹が鳴って軟便または下痢の傾向のあるものの次の諸症：急・慢性胃腸炎、下痢・軟便、消化不良、胃下垂、神経性胃炎、胃弱、二日酔、げっぷ、胸やけ、口内炎、神経症<br>⇒商品名：ストレージ タイプ G　など |
| 半夏厚朴湯<br>（はんげこうぼくとう） | 166ページ参照 | 166ページ参照 |
| 五苓散（ごれいさん） | タクシャ、チョレイ、ブクリョウ、ソウジュツ、ケイヒ | ●体力にかかわらず使用でき、のどが渇いて尿量が少ないもので、めまい、吐き気、嘔吐、腹痛、頭痛、むくみなどのいずれかをともなう次の諸症：水様性下痢、急性胃腸炎（しぶり腹のものには使用しないこと）、暑気あたり、頭痛、むくみ、二日酔<br>⇒商品名：テイラック、アルピタン　など |

## ▶ 腸の不調に用いる処方

| 漢方薬 | 構成生薬 | 効能・効果 |
|---|---|---|
| 大黄甘草湯<br>（だいおうかんぞうとう） | ダイオウ、カンゾウ | ●体力にかかわらず広く応用され、便秘、便秘にともなう頭重、のぼせ、湿疹・皮膚炎、吹き出物（にきび）、食欲不振（食欲減退）、腹部膨満、腸内異常発酵、痔などの症状の緩和に用いられる<br>●体の虚弱な人や胃腸が弱く下痢しやすい人には向かない<br>⇒商品名：タケダ漢方便秘薬　など |

| 漢方薬 | 構成生薬 | 効能・効果 |
|---|---|---|
| 麻子仁丸<br>（ましにんがん） | マシニン、シャクヤク、キジツ、コウボク、キョウニン、ダイオウ | ●体力中等度以下で、ときに便が硬く塊状なものの次の諸症：便秘、便秘にともなう頭重、のぼせ、湿疹・皮膚炎、吹き出物（にきび）、食欲不振（食欲減退）、腹部膨満、腸内異常発酵、痔<br>●胃腸が弱く下痢しやすい人では、激しい腹痛をともなう下痢等の副作用が現れやすいため向かない<br>⇒商品名：オイルデル　など |
| 桂枝加芍薬湯<br>（けいしかしゃくやくとう） | ケイヒ、タイソウ、ショウキョウ、カンゾウ、シャクヤク | ●体力中等度以下で腹部膨満感のある人のしぶり腹、腹痛、下痢、便秘に用いられる |

### ▶痔に用いる処方

| 漢方薬 | 構成生薬 | 効能・効果 |
|---|---|---|
| 乙字湯（おつじとう） | トウキ、サイコ、オウゴン、カンゾウ、ショウマ、ダイオウ | ●体力中等度以上で大便が硬く、便秘傾向のあるものの次の諸症：痔核（いぼ痔）、切れ痔、便秘、軽度の脱肛<br>●激しい腹痛をともなう下痢等の副作用が生じやすくなるため、瀉下剤と併用しないこと<br>副：重篤なものに肝機能障害、間質性肺炎<br>⇒商品名：プリザ漢方内服薬　など |

### ▶婦人薬として用いられる処方

| 漢方薬 | 構成生薬 | 効能・効果 |
|---|---|---|
| 桂枝茯苓丸<br>（けいしぶくりょうがん） | ケイヒ、ブクリョウ、ボタンピ、トウニン、シャクヤク | ●比較的体力があり、ときに下腹部痛、肩こり、頭重、めまい、のぼせて足冷えなどを訴えるものの次の諸症：月経不順、月経異常、月経痛、更年期障害、血の道症、肩こり、めまい、頭重、打ち身（打撲）、しもやけ、しみ、湿疹・皮膚炎、にきび<br>●体の虚弱な人には向かない<br>副：重篤なものに肝機能障害 |
| 当帰芍薬散<br>（とうきしゃくやくさん） | トウキ、センキュウ、シャクヤク、ブクリョウ、ソウジュツ、タクシャ | ●体力虚弱で、冷え症で貧血の傾向があり疲労しやすく、ときに下腹部痛、頭重、めまい、肩こり、耳鳴り、動悸などを訴えるものの次の諸症：月経不順、月経異常、月経痛、更年期障害、産前産後あるいは流産による障害（貧血、疲労倦怠、めまい、むくみ）、めまい・立ちくらみ、頭重、肩こり、腰痛、足腰の冷え症、しもやけ、むくみ、しみ、耳鳴り、低血圧<br>●胃腸の弱い人には向かない |
| 加味逍遥散<br>（かみしょうようさん） | トウキ、シャクヤク、ソウジュツ、ブクリョウ、サイコ、ボタンピ、サンシシ、カンゾウ、ショウキョウ、ハッカ | ●体力中等度以下でのぼせ感があり、肩がこり、疲れやすく、精神不安等やいらだちなどの精神神経症状、ときに便秘の傾向のあるものの次の諸症：冷え症、虚弱体質、月経不順、月経困難、更年期障害、血の道症、不眠症<br>●胃腸の弱い人には向かない<br>副：重篤なものに肝機能障害、腸間膜静脈硬化症 |
| 桃核承気湯<br>（とうかくじょうきとう） | トウニン、ケイヒ、ダイオウ、カンゾウ、ボウショウ | ●体力中等度以上で、のぼせて便秘しがちなものの次の諸症：月経不順、月経困難症、月経痛、月経時や産後の精神不安、腰痛、便秘、高血圧の随伴症状（頭痛、めまい、肩こり）、痔疾、打撲傷<br>●体の虚弱な人、胃腸が弱く下痢しやすい人には向かない<br>●他の瀉下剤と併用しない、授乳中は服用しない、また妊婦は「相談すること」とされている |
| 半夏厚朴湯<br>（はんげこうぼくとう） | 166ページ参照 | 166ページ参照 |
| 温経湯（うんけいとう） | ハンゲ、バクモンドウ、トウキ、センキュウ、シャクヤク、ニンジン、ケイヒ、アキョウ（ゼラチン）、ボタンピ、カンゾウ、ショウキョウ、ゴシュユ | ●体力中等度以下で、手足がほてり、唇が乾くものの次の諸症：月経不順、月経困難、こしけ（おりもの）、更年期障害、不眠、神経症、湿疹・皮膚炎、足腰の冷え、しもやけ、手荒れ<br>●胃腸の弱い人には向かない |

| 温清飲（うんせいいん） | トウキ、ジオウ、シャクヤク、センキュウ、オウゴン、サンシシ、オウレン、オウバク | ●体力中等度で皮膚はかさかさして色つやが悪く、のぼせるものの次の諸症：月経不順、月経困難、血の道症、更年期障害、神経症、湿疹・皮膚炎<br>●胃腸が弱く下痢しやすい人には向かない<br>副：重篤なものに肝機能障害 |
|---|---|---|
| 四物湯（しもつとう） | トウキ、センキュウ、シャクヤク、ジオウ | ●体力虚弱で、冷え症で皮膚が乾燥、色つやの悪い体質で胃腸障害のないものの次の諸症：月経不順、月経異常、更年期障害、血の道症、冷え症、しもやけ、しみ、貧血、産後あるいは流産後の疲労回復<br>●体力が衰えている人、胃腸の弱い人、下痢しやすい人には向かない |

### ▶ 不眠や不安に用いられる処方

| 漢方薬 | 構成生薬 | 効能・効果 |
|---|---|---|
| 酸棗仁湯<br>（さんそうにんとう） | サンソウニン、チモ、センキュウ、ブクリョウ、カンゾウ | ●体力中等度以下で、心身が疲れ、精神不安、不眠などがあるものの次の諸症：不眠症、神経症<br>●胃腸が弱い人、下痢または下痢傾向のある人には向かない<br>⇒商品名：漢方ナイトミン　など |
| 抑肝散（よくかんさん） | ブクリョウ、カンゾウ、サイコ、センキュウ、ソウジュツ、チョウトウコウ、トウキ、シャクヤク、オウレン | ●体力中等度を目安として幅広く用いることができ、神経がたかぶり、怒りやすい、イライラなどがあるものの次の諸症：神経症、不眠症、小児夜泣き、小児疳症、歯ぎしり、更年期障害、血の道症<br>●心不全を引き起こすおそれがあるため、動くと息が苦しい、疲れやすい、足がむくむ、急に体重が増えたなどの場合には直ちに医師の診療を受ける<br>⇒商品名：アロパノール　など |
| 柴胡加竜骨牡蛎湯<br>（さいこかりゅうこつぼれいとう） | サイコ、ハンゲ、ブクリョウ、ケイヒ、オウゴン、タイソウ、ニンジン、リュウコツ、ボレイ、ショウキョウ | ●体力中等度以上で、精神不安があって、動悸、不眠、便秘などをともなうものの次の諸症：高血圧の随伴症状（動悸、不安、不眠）、神経症、更年期神経症、小児夜泣き、便秘<br>●体の虚弱な人、胃腸が弱く下痢しやすい人、瀉下薬を服用している人では、腹痛、激しい腹痛をともなう下痢の副作用が現れやすく向かない |
| 桂枝加竜骨牡蛎湯<br>（けいしかりゅうこつぼれいとう） | ケイヒ、シャクヤク、タイソウ、ショウキョウ、カンゾウ、リュウコツ、ボレイ | ●体力中等度以下で、疲れやすく、興奮しやすいものの次の諸症：神経質、不眠症、小児夜泣き、夜尿症、眼精疲労、神経症 |
| 加味帰脾湯<br>（かみきひとう） | ニンジン、ソウジュツ、ブクリョウ、サンソウニン、リュウガンニク、サイコ、オウギ、トウキ、サンシシ、オンジ、タイソウ、カンゾウ、モッコウ、ショウキョウ | ●体力中等度以下で、心身が疲れ、血色が悪く、ときに熱感をともなうものの次の諸症：貧血、不眠症、神経不安、神経症 |

### ▶ めまい、のぼせ、むくみ等循環器系のトラブルに用いる処方

| 漢方薬 | 構成生薬 | 効能・効果 |
|---|---|---|
| 苓桂朮甘湯<br>（りょうけいじゅつかんとう） | ブクリョウ、ケイヒ、ソウジュツ、カンゾウ | ●体力中等度以下で、めまい、ふらつきがあり、ときにのぼせや動悸があるものの次の諸症：立ちくらみ、めまい、頭痛、耳鳴り、動悸、息切れ、神経症、神経過敏<br>●利尿作用により、水毒（体の水分の停滞）の排出を促すことを主眼とした処方 |
| 三黄瀉心湯<br>（さんおうしゃしんとう） | ダイオウ、オウゴン、オウレン | ●体力中等度以上で、のぼせ気味で顔面紅潮し、精神不安、みぞおちのつかえ、便秘傾向などのあるものの次の諸症：高血圧の随伴症状（のぼせ、肩こり、耳鳴り、頭重、不眠、不安）、鼻血、痔出血、便秘、更年期障害、血の道症<br>●ダイオウ、オウゴン、オウレンの三黄からなる処方で、体の虚弱な人、胃腸が弱く下痢しやすい人、だらだらと出血が続いている人には向かない |
| 黄連解毒湯<br>（おうれんげどくとう） | オウレン、オウバク、オウゴン、サンシシ | ●体力中等度以上で、のぼせ気味で、顔色赤く、イライラして落ち着かない傾向があるものの次の諸症：鼻出血、不眠症、神経症、胃炎、二日酔い、血の道症、めまい、動悸、更年期障害、湿疹・皮膚炎、皮膚のかゆみ、口内炎<br>●体の虚弱な人には向かない<br>副：重篤なものに肝機能障害、間質性肺炎、腸間膜静脈硬化症 |

| 漢方薬 | 構成生薬 | 効能・効果 |
|---|---|---|
| 七物降下湯<br>（しちもつこうかとう） | トウキ、センキュウ、シャクヤク、ジオウ、オウギ、オウバク、チョウトウコウ | ●体力中等度以下で、顔色が悪くて疲れやすく、胃腸障害のないものの次の諸症：高血圧の随伴症状（のぼせ、肩こり、耳鳴り、頭重）<br>●胃腸が弱く下痢しやすい人には向かない<br>●小児向けの漢方処方ではないため、15歳未満の小児への使用は避ける |
| 五苓散（ごれいさん） | 169ページ参照 | 169ページ参照 |

## 排尿のトラブルに用いる処方

| 漢方薬 | 構成生薬 | 効能・効果 |
|---|---|---|
| 猪苓湯（ちょれいとう） | チョレイ、ブクリョウ、カッセキ、タクシャ、アキョウ | ●体力にかかわらず使用でき、排尿異常があり、ときに口が渇くものの次の諸症：排尿困難、排尿痛、残尿感、頻尿、むくみ |
| 五淋散（ごりんさん） | ブクリョウ、トウキ、オウゴン、カンゾウ、ジオウ、タクシャ、モクツウ、カッセキ、シャゼンシ、シャクヤク、サンシシ | ●体力中等度かやや虚弱な人に向く処方。尿路の熱や腫れを鎮め、また痛みをやわらげ、尿の出をよくする。頻尿、排尿痛、残尿感などの排尿異常に適応<br>⇒商品名：ボーコレン　など |
| 八味地黄丸<br>（はちみじおうがん） | ジオウ、サンシュユ、サンヤク、タクシャ、ブクリョウ、ボタンピ、ケイヒ、ブシ | ●体力中等度以下で、疲れやすくて、四肢が冷えやすく、尿量減少または多尿でときに口渇があるものの次の諸症：下肢痛、腰痛、しびれ、高齢者のかすみ目、かゆみ、排尿困難、夜間尿、頻尿、むくみ、高血圧の随伴症状（肩こり、頭重、耳鳴り）の改善、尿漏れ<br>●胃腸が弱く下痢しやすい人、のぼせが強く赤ら顔で体力の充実している人には向かない |
| 牛車腎気丸<br>（ごしゃじんきがん） | 167ページ参照 | 167ページ参照 |
| 六味丸（ろくみがん） | サンシュユ、サンヤク、タクシャ、ブクリョウ、ボタンピ、ジオウ | ●体力中等度以下で、疲れやすくて尿量減少または多尿で、ときに手足のほてり、口渇があるものの次の諸症：排尿困難、残尿感、頻尿、むくみ、かゆみ、夜尿症、しびれ<br>●胃腸が弱く下痢しやすい人には向かない |
| 竜胆瀉肝湯<br>（りゅうたんしゃかんとう） | シャゼンシ、オウゴン、タクシャ、モクツウ、ジオウ、トウキ、サンシシ、カンゾウ、リュウタン | ●体力中等度以上で、下腹部に熱感や痛みがあるものの次の諸症：排尿痛、残尿感、尿の濁り、こしけ（おりもの）、頻尿<br>●胃腸が弱く下痢しやすい人には向かない |
| 清心蓮子飲<br>（せいしんれんしいん） | レンニク、バクモンドウ、ブクリョウ、ニンジン、シャゼンシ、オウゴン、オウギ、ジコッピ、カンゾウ | ●体力のない人に向く処方。全身倦怠感があり、口や舌が乾き、尿が出しぶるものの次の諸症：残尿感、頻尿、排尿痛<br>●神経質の傾向があり、胃腸が弱くて地黄剤が飲めない人に<br>⇒商品名：ユリナール　など |

## 肥満の改善に用いる処方

| 漢方薬 | 構成生薬 | 効能・効果 |
|---|---|---|
| 防風通聖散<br>（ぼうふうつうしょうさん） | トウキ、シャクヤク、センキュウ、サンシシ、レンギョウ、ハッカ、ケイガイ、ボウフウ、マオウ、ショウキョウ、ダイオウ、ボウショウ、ビャクジュツ、キキョウ、オウゴン、カンゾウ、セッコウ、カッセキ | ●体力充実して、腹部に皮下脂肪が多く、便秘がちなものの次の諸症：高血圧や肥満にともなう動悸・肩こり・のぼせ・むくみ・便秘、蓄膿症、湿疹・皮膚炎、吹き出物、肥満症<br>●体の虚弱な人、胃腸が弱く下痢しやすい人、発汗傾向の著しい人には向かない<br>●小児に対する適用はなく、瀉下剤との併用はしない<br>副：重篤なものに肝機能障害、間質性肺炎<br>⇒商品名：ナイシトール、新コッコアポA錠　など |
| 防已黄耆湯<br>（ぼういおうぎとう） | ボウイ、オウギ、ソウジュツ、タイソウ、ショウキョウ、カンゾウ | ●体力中等度以下で、疲れやすく、汗のかきやすい傾向があるものの次の諸症：肥満にともなう関節痛、むくみ、多汗症、肥満（筋肉にしまりのない、いわゆる水ぶとり）<br>副：重篤なものに肝機能障害、間質性肺炎<br>⇒商品名：コッコアポL錠　など |

| 大柴胡湯<br>（だいさいことう） | サイコ、ハンゲ、ショウキョウ、ダイオウ、オウゴン、シャクヤク、タイソウ、キジツ | ●体力が充実して脇腹からみぞおちあたりにかけて苦しく、便秘の傾向があるものの次の諸症：胃炎、常習便秘、高血圧や肥満にともなう肩こり・頭痛・便秘、神経症、肥満症<br>●体の虚弱な人、胃腸が弱く下痢しやすい人には向かない<br>⇒商品名：ビスラットゴールドEX　など |

### ▶倦怠感・体力低下に用いる処方

| 漢方薬 | 構成生薬 | 効能・効果 |
|---|---|---|
| 補中益気湯<br>（ほちゅうえっきとう） | ニンジン、ソウジュツ、オウギ、トウキ、チンピ、タイソウ、サイコ、カンゾウ、ショウキョウ、ショウマ | ●体力虚弱で、元気がなく、胃腸の働きが衰えて、疲れやすいものの次の諸症：虚弱体質、疲労倦怠、病後・術後の衰弱、食欲不振、寝汗、感冒<br>副：まれに生じる重篤なものに間質性肺炎、肝機能障害 |
| 十全大補湯<br>（じゅうぜんだいほとう） | ニンジン、オウギ、ビャクジュツ、ブクリョウ、トウキ、シャクヤク、ジオウ、センキュウ、ケイヒ、カンゾウ | ●体力虚弱なものの次の諸症：病後・術後の体力低下、疲労倦怠、食欲不振、寝汗、手足の冷え、貧血<br>●胃腸の弱い人には、胃部不快感の副作用が現れやすいため向かない<br>副：まれに生じる重篤なものに肝機能障害 |

# おわりに

　この本の執筆中に、新型コロナウイルスの感染が拡大し、世界中に大きな打撃を与えました。サージカルマスクや消毒用エタノールがあっという間に店頭から消え、ドラッグストアには開店前からお客様の長い列ができました。連日、「マスクの入荷は？」「消毒薬は？」「体温計は？」と消費者対応に追われ、疲弊するスタッフも多かったと思います。

　また、ドラッグストアやスーパーなど食品や日用品・医薬品を取り扱う小売店は、営業自粛要請の対象ではないため、感染予防の措置を取りながら営業を続けることになりました。「**人々の暮らしを支えるために働く必要不可欠な人たち**」として、そこで働く人達を指す「**エッセンシャルワーカー**」という言葉も定着しました。

　ウイルスという目に見えない脅威によって消費者がパニックに陥る中、感染予防に関する専門的な相談が一気に増え、知識やスキルを身につけることが、困っている人を支える力になることに気づき、「もっと勉強をしなければ！」と奮起した登録販売者も増えたのではないでしょうか。

　一時はあれほど品薄だったマスクも、輸入品が大量に入荷して欠品は解消されたものの、今度はそれらのマスクが売れ残りがちだという報道を目にします。一方で、日本製マスクは品質の高さなどから需要が高まり、メーカーの製造が追いつかない状態だとも聞きます。使い捨ての消耗品にもかかわらず、多少高価でも、手に入りにくくてもニーズがある。「安い」「便利」だけではモノが売れなくなり、本当によいものや欲しいものにお金を使う傾向に変わってきたのではないでしょうか。

　日本は災害の多い国ですし、今回の新型コロナが収束しても新たなウイルスは一定周期で発生するでしょう。今回の経験は必ず次に生かされます。状況に振り回されず、withコロナの時代に得た経験をプラスに変えていきましょう。

　私も講師の活動を通じて、登録販売者の地位の向上やスキルアップを目指し、微力ではありますが今後も全力を注いでまいります。

2020年9月　　　　　　　　　　　　　　　　　　　　　　　　仲宗根 恵

# 本書内容に関するお問い合わせについて

このたびは翔泳社の書籍をお買い上げいただき、誠にありがとうございます。弊社では、読者の皆様からのお問い合わせに適切に対応させていただくため、以下のガイドラインへのご協力をお願い致しております。下記項目をお読みいただき、手順に従ってお問い合わせください。

## ●ご質問される前に

弊社 Web サイトの「正誤表」をご参照ください。これまでに判明した正誤や追加情報を掲載しています。

正誤表　https://www.shoeisha.co.jp/book/errata/

## ●ご質問方法

弊社 Web サイトの「刊行物 Q&A」をご利用ください。

刊行物 Q&A　https://www.shoeisha.co.jp/book/qa/

インターネットをご利用でない場合は、FAX または郵便にて、下記 "翔泳社 愛読者サービスセンター" までお問い合わせください。
電話でのご質問は、お受けしておりません。

## ●回答について

回答は、ご質問いただいた手段によってご返事申し上げます。ご質問の内容によっては、回答に数日ないしはそれ以上の期間を要する場合があります。

## ●ご質問に際してのご注意

本書の対象を越えるもの、記述個所を特定されないもの、また読者固有の環境に起因するご質問等にはお答えできませんので、予めご了承ください。

## ●郵便物送付先および FAX 番号

送付先住所　〒 160-0006　東京都新宿区舟町 5
FAX 番号　　03-5362-3818
宛先　　　　（株）翔泳社 愛読者サービスセンター

[著者プロフィール]

仲宗根 恵（なかそね・めぐみ）

登録販売者講師。一般社団法人くすりと漢方のスペシャリスト協会代表理事。1989年、薬種商試験に合格し、約20年間、大手ドラッグストアや町の小さな薬店などさまざまな現場で医薬品販売に携わる。2009年、登録販売者へ移行。2012年に独立し、全国各地で新人登録販売者向けのスキルアップ講座を開催するなど、講師としての活動を開始。主要都市にて、合格後のスキルアップに特化したスクールを起ち上げる。これまでに、延べ3,500人の現役登録販売者を指導・サポートしている。2018年に協会を設立し、今後は指導者の育成にも力を注ぐ。

●一般社団法人くすりと漢方のスペシャリスト協会　https://kks-otc.com/

■会員特典データのご案内
本書134〜165ページに掲載の「カテゴリ別、OTC薬の成分早見表」のPDFデータを、以下のサイトからダウンロードして入手いただけます。
　　https://www.shoeisha.co.jp/book/present/9784798165264
■注意
※会員特典データのダウンロードには、SHOEISHA iD（翔泳社が運営する無料の会員制度）への会員登録が必要です。詳しくは、Webサイトをご覧ください。
※会員特典データに関する権利は著者および株式会社翔泳社が所有しています。許可なく配布したり、Webサイトに転載することはできません。
※会員特典データの提供は予告なく終了することがあります。あらかじめご了承ください。
※会員特典データの提供にあたっては正確な記述につとめましたが、著者や出版社などのいずれも、その内容に対してなんらかの保証をするものではなく、内容やサンプルに基づくいかなる運用結果に関してもいっさいの責任を負いません。

## 現場で使える 新人登録販売者便利帖 第2版

2020年10月22日　初版第1刷発行

| | |
|---|---|
| 著　　者 | 仲宗根 恵 |
| 発行人 | 佐々木 幹夫 |
| 発行所 | 株式会社 翔泳社（https://www.shoeisha.co.jp） |
| 印刷・製本 | 日経印刷 株式会社 |

ISBN978-4-7981-6526-4　　　　　　　　　　　　Printed in Japan